近代名医珍本医书重刊大系

（第三辑）

蒲园医案

赖良蒲 著

董昌盛 点校

U0244927

天津出版传媒集团

天津科学技术出版社

图书在版编目（CIP）数据

蒲园医案 / 赖良蒲著；董昌盛点校. -- 天津：天津科学技术出版社，2024.8

（近代名医珍本医书重刊大系. 第三辑）

ISBN 978-7-5742-1926-7

Ⅰ. ①蒲… Ⅱ. ①赖… ②董… Ⅲ. ①医案—汇编—中国—现代 ②医话—汇编—中国—现代 Ⅳ. ①R249.7

中国国家版本馆CIP数据核字（2024）第068535号

蒲园医案

PUYUAN YIAN

责任编辑：王 彤 梁 旭

责任印制：兰 毅

出 版：天津出版传媒集团 / 天津科学技术出版社

地 址：天津市西康路35号

邮 编：300051

电 话：（022）23332392（发行科）23332377（编辑部）

网 址：www.tjkjcbs.com.cn

发 行：新华书店经销

印 刷：河北环京美印刷有限公司

开本 880×1230 1/32 印张8.5 字数150 000

2024年8月第1版第1次印刷

定价：68.00元

近代名医珍本医书重刊大系第三辑专家组

学术顾问： 李佃贵

中医策划： 黄樵伊 党　锋

学术指导： 罗　愚　李翊森　严冬松

整理小组： 董昌盛　王慧如　吴思沂　卢　曦　肖若男　瞿力薇　来晓云　郭　铭　王杰茜　杨竹青　宋美丹　李盈月　张　云　郭晋良　周　洁　杨守亲　张钊坤　陈瑞芬　吴文博　庞　颖

推荐文

中医药是我国劳动人民在长期防治疾病的实践中创造的独具特色的医学瑰宝，千百年来为中华民族的繁衍昌盛做出了不可磨灭的贡献。作为新时代的中医药人，弘扬中医文化，传承国药精粹，使其更好地造福于民，是我们的神圣职责和义务。

当前，中医药的发展正处在能力提升关键期，国际社会对中医药的关注度也在日益提升。近年来，党和国家领导人非常重视发挥中医药在对外交流合作中的独特作用，并对新时期中医工作做出重要指示：一是全新、明确地界定了中医药学在中华文化复兴新时期的关键地位，是“打开中华文明宝库的钥匙”；二是指出了深入研究和科学总结中医药学的积极意义，即“丰富世界医学事业、推进生命科学研究”；三是揭示了中医药学在国际文化交流与合作中的重要作用，即“开启一扇了解中国文化新的窗口，为加强各国人民心灵沟通、增进传统友好搭起一座新的桥梁”。

天津科学技术出版社有限公司和北京文峰天下图书有限公司共同打造的“近代名医珍本医书重刊大系”第三辑包含了19世纪多位中医名家代表作，如《俞介庵经验集》《临证心得》《蒲园医案》《柳选四家医案评校》《岭南儿科双璧》《鲟溪医论选研究》等。像俞介庵、朱卓夫、赖良蒲、程康圃、杨鹤龄、王聘贤等医家的代表作也囊括其中。

这些医家对中医发展、中医学术研究具有独特见地。时至今日，他们的学术思想和医案对临床及各类医学问题的研究仍具有重要参考和启迪作用。现将他们的经典医案和医论汇集整理重新出版，以为读者提供一份难得的了解、研究、继承中医的宝贵资料。

此系列丛书的出版，不仅具有示范意义，对全国中医药学术传承发展，也将起到积极的推动作用。且该丛书的点校与出版，并非单纯的医史研究，也非单纯的文献整理点校，而是有着很专业的实用价值，在阅读过程中，可以与这些医家的思想碰撞，产生火花。欣慰之余，愿为之推荐。

名老中医药专家学术经验继承工作指导老师

李佃贵

2023年1月16日

序 言

“近代名医珍本医书重刊大系”具有包含医家更多，选取品种更全、更具代表性，梳理更细致，点校者权威等特点。在第一、二辑的基础上，第三辑继续扩充19世纪中医名家代表作，共计22个品种，不仅包括《俞介庵经验集》《临证心得》《蒲园医案》《柳选四家医案评校》《岭南儿科双璧》《鲟溪医论选研究》等作品，而且还包含了俞介庵、朱卓夫、赖良蒲、程康圃、杨鹤龄、王聘贤等医家的代表作。

这次点校着重以中医传统理论结合著者学术经验予以诠解，汇辑各家注解，但不为古人注释所囿，联系所论的因、证、治疗等加以阐论和分析，凭证论治，论证用药。这套书深挖中华医藏，系统梳理19世纪中医名家代表作，可以为中医研究者提供坚实的文献研究基础，承前启后，为复兴中医药文化、提升中医药社会地位提供理论基础。也进一步贯彻了新时期中医工作重要指示精神：全新、明确地界定了中医药学在中华文化复兴新时期的关键地位，是“打开中华文明宝库的钥匙”。

“近代名医珍本医书重刊大系”是目前最系统地甄

选19世纪中医名家代表作的系列丛书，特聘国医大师李佃贵指导，并邀请当今的中医名家、青年临床医师加入，进行严谨的点校重刊，旨在为研究中医药知识提供理论基础，传承发展祖国中医药文化。

全景脉学创始人

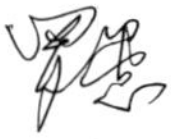

2023年2月11日

目　录

内　科

妇儿科

内科

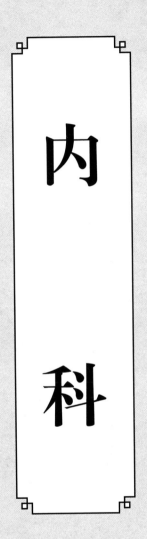

一、类中风门

（一）

患者：谢×× 男 四十八岁 醴陵人。

症状：一九三四年，在长沙患中风证，天柱低陷、舌瘖不语、口角流涎、妨碍饮啖、口不作渴、手足不遂、脉象沉迟歇止、右关独呈弦劲、舌苔润白薄滑。

诊断：土衰脾败，外风引动内风所致。

疗法：议用温中理脾平肝息风法，以星附六君子汤加味主之。

党参四钱 白术六钱 茯苓四钱 姜半夏三钱 陈皮二钱 制南星二钱 制白附二钱 桑寄生四钱 建菖蒲一钱半 炙甘草二钱 附片八钱 水煎，生姜汁冲服。

服后逐渐见松，方中去菖蒲；附片改为一两；加桂枝三钱，以此出入，调治匝月，体复康健。

自按：风木克脾，脾虚生痰，风痰流窜，阻塞经隧；用四君温运脾阳；夏、陈除痰利气；星、附去风攻积；桑寄祛风；菖蒲通九窍；更加附子之大辛大热，以驱在里之沉寒；桂枝之辛温，以调营卫之不和。

（二）

患者：彭××　男　四十二岁　萍乡人。

症状：口眼歪斜、食物不摄、口角流涎、语言不利、二便正常、脉象弦细、舌苔薄白而腻。

诊断：风木乘脾，湿痰中阻。因脾胃虚弱，则肝木侮土，挟湿痰而阻碍气机。

疗法：议用理脾调元，平肝息风法，以星附六君汤合牵正散主之。

党参五钱　白术四钱　茯苓三钱　姜半夏三钱　橘络一钱五分　制南星二钱　制白附二钱　姜蚕一钱五分　全蝎一钱　炙甘草一钱水煎，生姜汁一匙兑服。

共服廿剂痊愈。

自按：脉弦主风痰，脉细主诸虚；脉证合参，确是虚风。按经施治，一方到底，守法不变，终至痊愈。

（三）

患者：彭××　男　五十岁　萍乡人。

症状：左手指掌麻木不仁、大便经常飧泄、消化不良、食欲不振、舌苔淡白、脉象沉弦。

诊断：先哲谓，“风淫末疾”。“指掌麻木，三年内必有中风之疾”，又谓：“湿兼风则完谷不化而飧泄。”体丰多痰，风痰入络，本实先拨，是为中风之渐。

疗法：主以培土以御木，柔肝以息风之法。用黄芪五物汤加味主之。

黄芪六钱　白术四钱　茯苓四钱　桂枝三钱　白芍三钱　大枣三钱　生姜三钱　桑枝五钱　络石藤三钱　水煎服。

服二十剂，胃强食增，泄止便硬而愈。

自按：古人治风先治血，治血先治气，血为阴类，运藉阳和。黄芪五物，法本建中；更佐苓、术以培土健中；桑枝、络石藤以柔肝通络。潜移默化，是为治本之法。

（四）

患者：聂××　女　四十二岁　萍乡人。

症状：一九二九年秋初，患头目昏瞀、口苦咽干、口眼歪斜、左侧肩臂麻木疼痛不可举、脉象浮弦、舌苔黄燥有朱点。

诊断：阳明络虚，阴亏挟热，内热生风，风热窜扰所致。

疗法：予清火息风通络法主之。

当归三钱 白芍三钱 秦艽二钱 菊花三钱 蒺藜二钱 勾藤三钱 桑枝五钱 酒黄芩三钱 甘草二钱 丝瓜络二钱。水煎服。

服前方六剂，疗效不显，按原法加减再进。

当归三钱 白芍三钱 茯苓四钱 玉竹五钱 秦艽二钱 橘络二钱 旋复花二钱 桑枝四钱 水煎服。

四剂痛减脉缓，麻木见轻，改进补血营筋追风镇痛之法。

黄芪皮五钱 当归三钱 白芍四钱 秦艽二钱 桑寄生四钱 川续断三钱 勾藤三钱 豨莶草三钱 甘草二钱 水煎服。

四剂诸证逐渐平复，但仍口眼歪斜，议予养血息风，舒筋通络，以加味牵正散主之。

黄芪皮五钱 当归三钱 天麻三钱 勾藤三钱 制白附二钱 姜蚕二钱 全蝎二钱 菊花二钱 生石决明三钱 水煎，荆沥一杯和服。

服六剂口眼俱正，痛定神清，再予养血柔肝，息风活络，匝月康复。

鸡血藤胶六钱 当归四钱 酒白芍四钱 川芎二钱 天麻三钱 茯神木三钱 桑寄生四钱 姜蚕二钱 片子姜黄二钱 生牡蛎四钱 水煎服。

自按：初用清火息风通络；继以补血营筋和络；后

进柔肝养血填窍，以致风静木恬，自无掉眩麻木掣痛之患。

二、伤寒门

太阳伤寒

患者：曾×× 男 二十八岁 萍乡人。

症状：一九三七年仲冬，头身尽痛、发热恶寒、烦躁、无汗、舌苔纯白、脉象浮紧。

诊断：肌肤不密，腠理空虚，卫阳不能敷布，风寒乘虚外袭。

疗法：宜营卫双调，风寒两解法，用大青龙汤加羌活主之。

桂枝三钱 麻黄绒二钱 羌活三钱 杏仁二钱 生石膏一两 甘草二钱 生姜三钱 大枣二钱 水煎服。

服二剂通身透汗，烦躁已，寒热罢，痛止脉平。但昏倦恶心，不思饮食，舌苔白腻，脾阳素虚，湿饮内蓄。改投苍白二陈汤加天麻治之。

白术二钱 苍术二钱 茯苓四钱 法半夏三钱 陈皮一钱五分 天麻二钱 甘草一钱 生姜三钱 水煎服。二剂而愈。

自按：风寒两感，营卫俱伤，以大青龙汤固为对证之治；而脾阳虚惫，湿饮停蓄，用苍白二陈，尤为治本之图。

伤寒漏汗

患者：杨×× 男 二十八岁 萍乡人。

症状：一九三七年仲冬，头疼、项强、身痛、胸满足软、恶寒、漏汗不已、舌苔薄白、口淡无味、脉象沉迟。

诊断：初伤于寒，发汗过甚，心阳被扰，而不能卫外为固，是以漏汗不止。

疗法：予温经扶阳，调和营卫法，以桂枝去芍药加附子汤主之。

桂枝三钱 附片四钱 炙甘草二钱 大枣四枚 生姜三钱 水煎服。

一剂轻减，二剂痊愈。

自按：发汗过多，阳虚不固，漏汗不止，最防厥脱，法用温经扶阳，调和营卫，证方恰切，故能取效。

寒中太阴

患者：华 × × 男 二十四岁 萍乡人。

症状：一九二九年冬月头痛如劈、呃逆不已、手足厥冷、腹满而痛、上吐下泻、脉象沉迟、舌苔薄白。

诊断：素禀中寒，更因隆冬季节，内外合邪，以致寒中太阴。

疗法：议用温中逐寒法，以理中汤加味主之。

附片二两 干姜五钱 白术八钱 党参六钱 肉桂二钱 砂仁三钱 母丁香二钱 姜半夏四钱 炙甘草二钱 吴茱萸三钱 水煎服。

二剂症减，三剂痊愈。

自按：吐泻交作，肢厥腹痛，脉象沉迟，虚寒显然，法取温中，证方合拍。

三、温热门

春温

患者：吴×× 女 二十四岁 萍乡人。

症状：客冬偶感不适，春初自以为虚，服羊头蒸参附天麻，旋即壮热烦渴、神昏谵语、头身尽痛、张目不眠、小便短少、大便秘结、脉象洪大、舌苔干燥。

诊断：阳明温热鸱张，有逆传心包之势。

疗法：议先用釜底抽薪法，以调胃承气汤主之。

大黄八钱 玄明粉三钱 甘草二钱 连翘三钱 枝仁三钱 水煎服。

服一剂，下后热势不减，改投白虎汤以彻其热。生石膏一两 知母五钱 花粉五钱 连翘三钱 甘草二钱 粳米三钱 水煎服。

二剂，热势稍退。但仍谵语呢喃，神志错乱，甚至褫衣裸体，日轻夜剧，脉洪数呈八九至。舌质深绛，乃热邪自营入血之候，予犀角地黄汤加味。

犀角三钱 羚羊角一钱 生地黄一两 赤芍三钱 丹皮三钱 白薇三钱 知母四钱 黄芩三钱 花粉四钱 建菖蒲一钱

紫雪丹一钱（另冲）水煎服。

四剂热退渴止，知饥纳谷，脉转冲和，予以养营滋液，连服三剂，调理而痊。

洋参一钱　玄参四钱　丹参二钱　天门冬三钱　麦门冬三钱　生地黄六钱　枣仁四钱　柏子仁三钱　当归三钱　白芍二钱　五味子一钱　水煎服。

自按：此证，病因早已潜伏，适被春阳诱发。既未微辛轻解，乃更恣啖羊羡，辛热助阳，抱薪救火，顿致燎原。虽初投承气，釜底抽薪；继进白虎，存阴救液，均未能戢其烈焰，而竟由表达里，自营而血，逆陷心包，病入险途。迭以清营凉血，始得化险为夷；嗣以养营滋液，历时匝月，才获康复。

风温夹湿

患者：刘 × ×　男　四十岁　萍乡人。

症状：潮热自汗、咽干口苦、胁痛气促、不欲食、小便赤、舌苔白腻，脉象浮弦。

诊断：风温夹湿，阻滞上中二焦。

疗法：治以清透，佐以淡渗。

大腹皮三钱　杏仁三钱　赤茯苓三钱　芦根八钱　六一散

三钱 花粉三钱 酒黄芩二钱 青蒿三钱 柴胡二钱 粉葛二钱 水煎服。

服药二剂，脉转平和，病亦减退，改投辛苦甘淡，清肃余邪，四剂而痊。

条黄芩三钱 苡米四钱 白茯苓三钱 陈皮一钱五分 连翘二钱 桑叶一钱五分 粉甘草一钱 玉竹三钱 水煎服。

自按：风温夹湿之候。叶香岩谓："或辛凉透风于热外，或甘淡渗湿于热下，不与热相搏，则其势必孤矣。本案运用是法，清透而兼淡渗，风湿俱去，热势即孤"；继用辛苦甘淡，清肃余邪，甚为合拍，疗效显然。

温热坏证

患者：肖×× 男 二十岁 萍乡人。

症状：一九三八年仲春，壮热不休、渴饮、口糜咽痛、摸床捉空、舌瘖不语，历时匝月。舌干起刺，苔呈黄糙，脉象浮洪实大。

诊断：温热不解，由气入营，热入心包，津液被劫。

疗法：予清热救津，通窍宣络之法。以犀角地黄汤加味主之。

犀角二钱 鲜生地六钱 赤芍二钱 丹皮二钱 花粉四钱 知母五钱 竹茹二钱 建菖蒲一钱五分 紫雪丹一钱五分（另冲）生石膏二两 甘草二钱 水煎服。

三剂，神志略清，稍能言语，热渴减轻，脉亦较静，病有转机；原方加减再进。

鲜生地五钱 玄参四钱 知母三钱 花粉四钱 连翘二钱 竹茹二钱 生石膏八钱 杭麦门冬三钱 建菖蒲一钱五分 川贝母一钱五分 水煎服。

四剂后，潮热谵语未罢，仍宗原意继进。

生石膏八钱 知母三钱 玄参三钱 竹叶一钱五分 杭麦门冬一钱五分 芦根八钱 花粉三钱 甘草一钱 粳米三钱 水煎服。

四剂热退神清，但脉虚盗汗脱力，改投滋阴善后。

熟地黄四钱 山萸肉一钱五分 丹皮二钱 淮山药三钱 白茯苓三钱 泽泻二钱 浮小麦三钱 枣仁三钱 水煎服。

自按：温病坏证，热邪鸱张，伤津灼液，热迫心营。初进犀角地黄汤合白虎、紫雪，驱阳救阴。祛热开窍；次予滋液保津，清心宣络。虽热退身凉，尤恐死灰复燃，惟有养阴一法，可以补虚善后。

阳明温热

（一）

患者：严×× 女 二十八岁 萍乡人。

症状：一九三八年孟夏患感冒，医以辛温发散，劫夺津液，数日之间，高热神昏、大渴饮冷、心烦不眠、肌肤灼燥、得食即呕、口臭气粗、谵语无伦、脉象洪大有力、舌苔黄白干厚，芒刺满口。举家怆惶，急延予诊。

诊断：春寒未解，郁化为热，由表达里，阳明津液耗损。

疗法：主以清热救津之法，用加味人参白虎汤治之。

西洋参二钱 生石膏二两 知母四钱 芦根六钱 麦门冬三钱 花粉四钱 竹茹三钱 甘草二钱 粳米三钱 紫雪丹一钱（另冲）煎服。

一啜热退，诸证减轻；改投甘寒增液之法。

生地五钱 麦门冬三钱 花粉四钱 竹叶二钱 玉竹四钱 知母三钱 白芍三钱 甘草二钱 水煎服。

四剂诸证尽罢，渐进稀糜，数日康复。

自按：阳明温热，犹未里结，然非大剂白虎，不足以奏肤功。

（二）

患者：史××　男　三十六岁　醴陵人。

症状：一九三四年夏，在长沙患外感，曾在某医院观察一周，病情日渐增剧，乃出院就医，延予诊治。此时患者壮热如焚、牙宣龈肿、烦渴昏瞶、谵语无伦、脉象洪数、舌苔黄厚粗糙。

诊断：平素醇酒厚味，复感外邪，酝酿化热，深踞阳明之候。

疗法：治以咸寒，佐以甘苦，以大剂加味白虎汤主之。

生石膏三两　知母五钱　玄参五钱　花粉四钱　鲜石斛四钱　生地四钱　麦门冬三钱　甘草二钱　粳米三钱　紫雪丹一钱（另冲）水煎服。

四剂热减神清、舌润津回、龈肿消、牙衄止、脉洪数亦稍逊。原方去玄参，加西洋参二钱，生石膏改为一两，继服四剂，热退身凉，神清气爽，知味加餐，惟热病伤阴，继以甘寒养阴善后。

生地五钱　麦门冬三钱　芦根五钱　花粉三钱　泽泻二钱　甘草二钱　粳米三钱　洋参二钱　白芍三钱　丹皮二钱　水煎服六剂。

自按：陆九芝曰，“温热起自阳明”。阳明之症，总归温热。热久伤阴，此必然之趋势。惟寒凉撤热，始足以救阴；甘寒养阴，乃所以存津液。白虎为阳明经药，膏甘知米，所以撤热，再加地冬参斛，所以养阴。热去津存，病乃痊愈。是遵仲景存津液与香岩刻刻护阴之旨也。

温毒发斑

患者：昌×× 女 五十六岁 萍乡人。

症状：一九三八年夏初，突然高热、咳嗽、咽干大渴、口苦不食、二便不利、四肢青紫如锦纹，少顷蔓延全身。背部紫黑、胸腹青蓝，几无隙地，浮肿作痛。舌绛起刺，脉象弦数，右盛于左。中西医药均无效。

诊断：温邪陷入营分，血热毒盛发斑。

疗法：主以清热化斑法，选用玄参化毒汤主之。

玄参五钱 赤芍二钱 生地五钱 生石膏一两 连翘三钱 竹叶二钱 犀角二钱 红花一钱 紫草根三钱 丹皮三钱 虫退一钱 水煎服。

五剂，各证减轻。遂改投清热养荣法善后。

生地六钱 白芍四钱 丹皮三钱 元参四钱 大青三钱 地骨皮三钱 粉甘草一钱 枝仁二钱 水煎服。

三剂而愈。

自按：大凡阳证误用热药，致邪毒内陷血分，均可发斑；如凉血解毒，其斑自化；若一误再误，必致不救。

四、暑温 伏暑门

暑温（乙型脑炎）

患者：曾×× 男 三岁 萍乡人。

症状：据代诉于一九五六年八月六日，突然高热、呕吐腹泻、手足抽搐、两目直视、角弓反张、神志昏迷、牙关紧闭、苔白、脉象洪数。

诊断：暑温内伏，热陷阳明厥阴。

治疗：法当清热解毒，养阴息风，以白虎汤加味治之。

生石膏一两 知母四钱 犀角二钱 元参三钱 银花二钱 连翘二钱 淮山药三钱 蜈蚣三条 甘草一钱 芦根五钱

煎汤鼻饲一剂，身热抽搐稍减；再剂神志略清，渐能吞咽；复诊改用清瘟败毒散，加清宫牛黄丸。

生石膏八钱 生地二钱 犀角二钱 川连一钱 枝仁二钱 黄芩二钱 知母二钱 赤芍二钱 元参三钱 连翘三钱 丹皮二钱 竹叶二钱 桔梗一钱 清宫牛黄丸一粒化服。

连服两剂，神清搐止，略进流质，手能握物；后又改方如下：

犀角一钱 生地四钱 银花二钱 连翘二钱 天竺黄二钱 丹皮二钱 白芍二钱 桑枝三钱 丝瓜络一钱 水煎服。

次日体温正常，诸证好转，但下肢较软，不能起立，改投六味地黄汤加减主之。

生地四钱 丹皮二钱 淮山药四钱 茯苓二钱 泽泻一钱 石斛三钱 怀牛膝二钱 忍冬藤二钱 北沙参三钱 水煎服。

服药十剂，一切恢复正常；惟两脚仍软，仍按原方加续断三钱，桑寄生三钱，病已脱险，休养观察。

自按：暑从火化，发病急骤，有如中风，陡然昏厥，人事不省。牙关紧闭，但此乃暑热挟痰内阻，蒙闭心包，先投白虎汤加味，清热解毒；继以清瘟败毒散，合清宫牛黄丸清宜开窍；佐以息风之品，病势大挫。三诊仍以前方化裁，着重清热养阴，化痰通络为法，惟患者脚软不能站立，尚无麻痹之感。故用六味地黄丸，并加入培养肝肾之药收功。

暑厥

患者：邓×× 男 三十岁 萍乡人。

症状：胃痛呃逆、濈濈自汗、心烦溲赤、身微温而四肢厥冷、大渴引饮、得食輙呕。某医投附桂丁蔻理中汤，以致舌苔干黑起刺，手足冷过肘膝，六脉沉伏。

诊断： 暑热伤阴，热深厥深。

疗法： 法当清热生津，仿竹叶石膏汤加味主之。

生石膏八钱 肥知母三钱 淡竹叶二钱 黑元参三钱 天花粉三钱 鲜芦根八钱 鲜竹茹二钱 生甘草一钱 麦门冬三钱 粳米一撮 水煎服。

自按： 暑热伤及肺胃之阴，热象显然。乃前医失察，错认厥冷为三阴里寒，径投温补，则热深厥亦深，五内俱焚，亟投竹叶石膏汤加味；以元参易人参、另加花粉、竹茹、芦根等养胃生津、故一剂厥止；两剂津回舌润，呃逆不作，而脉反洪数；又服二剂，则脉静身凉，渴止思食矣。

伤暑

（一）

患者： 谢×× 男 二岁 萍乡人。

症状： 一九五三年长夏，发热、面垢、心烦、大渴、上吐、下泻、小便短赤、倦怠无神、指纹深紫、舌苔黄白。

诊断：纳凉广厦，暑从口鼻吸入，先阻上焦气分，以次传入胃肠，气不施化所致。

疗法：宜清宣逐秽法，主以加味香薷饮治之。

洋参一钱 香薷五分 炒扁豆三钱 厚朴一钱 黄连三分 竹茹二钱 神曲二钱 六一散五钱 木瓜二钱 藿香一钱五分 水煎服。

三剂各证消失；再予保和丸健运脾胃收功。

自按：暑伤肺卫，秽阻中焦，故用清宣逐秽，疏解上中二焦之邪。叶香岩曰：“自上受者治其上，廓清上焦气分自愈”。

（二）

患者：欧阳×× 女 四岁 萍乡人。

症状：一九五三年季夏，壮热烦渴、精神昏倦、气促、口臭、腹痛、溺赤、指纹浮紫、脉虚、苔黄。

诊断：暑热烁金、肺气受伤，即经所谓“热伤气也”。

疗法：议用清暑除烦，生津保肺法，以加味生脉散主之。

西洋参一钱 麦门冬二钱 北五味五分 香薷七分 藿香叶一钱 葛根钱半 六一散三钱 厚朴一钱 水煎服，三剂而愈。

自按：暑从口鼻吸入，肺胃先伤，除生津保肺而外，又兼疏达胃府。本标兼顾，此宗东垣清暑益气之义。

阴暑

患者：单×× 男 二十八岁 萍乡人。

症状：一九六三年长夏，吐利交作、手足逆冷、自汗神昏、脉微欲绝、舌苔白腻。

诊断：体质虚寒、暑邪暴中，邪从寒化，陷入三阴。

疗法：议用温中救逆法，以附子理中汤加味治之。

附片五钱 白术三钱 党参四钱 泡姜钱半 木瓜三钱 砂仁钱半 法半夏三钱 炙甘草钱半 水煎服。

二剂厥止阳回、神清汗敛、吐利不作、脉微渐起；复予异功散四剂调理而安。

自按：夏月阳气外泄，伏阴在内，故外虽热而内则寒，经云，“长夏善病洞泄寒中”，正此之谓也。况体素虚寒，阴暑袭人，此时亟当温中救逆，从寒中三阴论治。

暑热

患者：张×× 男 二十四岁 萍乡人。

症状：高热、心烦、大渴饮冷、自汗肢厥、神志昏迷、粒食不纳、呻吟床笫。诊其脉，两尺不绝如缕；视其舌，尖端红绛如朱。

诊断：暑热中伤，热入心营，痰火内闭，是乃热深厥深之候。

疗法：议用清心通络法，如下：

黄连一钱 栀仁二钱 麦门冬三钱 赤芍二钱 黄芩二钱 黄柏一钱 菖蒲钱半 天竹黄二钱 橘络钱半 芦根五钱 尖贝母二钱。

煎汤半碗，徐徐渗入，半日而苏；二剂人事稍清、脉搏已出、津回舌润；仍守原意，再进两剂，热减神清、渴止厥回；又予清营增液法。

生地黄六钱 丹皮三钱 赤芍二钱 知母三钱 白薇三钱 连翘三钱 龟板八钱 芦根六钱 甘草一钱 牛黄清心丸半粒 水煎服。

服三剂，证状消失，后以滋养胃阴法收功。

自按：经谓，“在天为热，在地为火，其性为暑”。暑火为病，易入心营；火动痰生，内闭心窍，因而神昏肢厥，热深厥深；以清营通络、泄热宣窍，是为正治。

暑热坏证

患者：何×× 男 十八岁 萍乡人。

症状：一九三八年夏月，心中烦躁、大渴饮冷、神志昏迷、声哑不语、高热如焚、手不可近、小便短赤、舌苔焦黑无津、脉象细数无伦。

诊断：感受暑热，误用辛温，伤津劫液；继进滋腻，阻遏气机，酿成坏证。

疗法：议用凉解里热法，以生脉散合犀角地黄汤主之。

洋参三钱 麦门冬五钱 五味子一钱 生地八钱 犀角三钱 花粉四钱 丹皮三钱 黄连一钱 白芍三钱 连翘三钱 天竺黄三钱 水煎服。

日进二剂，连服三日，热退神清，津回舌润，语言恢复，脉转和平；继进知柏八味丸，滋水育阴，匝月痊愈。

鲜生地六钱 淮山药三钱 云茯苓二钱 丹皮三钱 泽泻一钱 山萸肉一钱 知母三钱 川黄柏一钱 天花粉四钱 胖大海三钱 水煎服。

自按：此证初起，医作伤寒论治，用羌防辛温发散，以致抱薪救火，烦渴转增；继进滋腻，如油入面，气机愈窒，旬日之间，酿成坏证。此非清凉大剂，不足以转危为安。

伏暑

（一）

患者：叶×× 男 二十四岁 萍乡人。

症状：一九三三年八月患病，面垢、肌肤干灼，神昏、谵语、内烦外热、不欲近衣、自汗如流、大渴引饮、时作恶心、胃不思纳、小便短赤、脉象洪数有力、舌苔黄糙无津。

诊断：长夏行役，暑热内伏，秋凉诱发，是为伏暑。

疗法：议用清暑透伏法，以香薷饮加味主之。

黄连一钱 香薷一钱 扁豆二钱 厚朴一钱半 连翘三钱 青蒿三钱 六一散八钱 芦根八钱 竹茹三钱 水煎服。

三剂，热减汗收、脉亦稍软；继予却暑调元清热保津法而安。

西洋参二钱 生石膏一两 知母四钱 甘草二钱 粳米三钱 水煎 另以紫雪丹八分，作两次冲服。

自按：暑邪内伏，逗留气分，故先予宣透，继用清凉。

（二）

患者：肖×× 男 五十岁 萍乡人。

症状：一九二九年仲秋，壮热心烦、大渴饮冷、神昏谵语、不食不肌；两三日间，势濒危殆；中秋午后，突然变证，鼻起烟尘、牙关紧闭、气息全无。探其胸腹，尚有微热；诊其脉搏，几绝如缕；视其舌苔，干黑而起芒刺。

诊断：素禀阳脏，夏伤于暑，深伏募原，被秋凉诱发，身热如焚，此乃壮火食气，阳盛格阴，气闭不通，故形静如死状。因体未全冷，乃知生机尚存。

疗法：议用清营泻热利窍豁痰法，以犀角白虎汤加味治之。

犀角尖三钱 生石膏四钱 知母八钱 川贝母三钱 天竺黄三钱 甘草二钱 紫雪丹二钱（冲服）西洋参三钱

煎汤半碗，启齿徐徐渗入。通宵将药灌完，翌日黎明时果苏，自言腹中饥饿，欲饮米汤，竟进稀糜半碗。翌晨复诊，患者能坐起，脉搏已出、津回舌润、热减神清、言笑自若；仍守原法，再进三剂。继予养营阴、清胃热法，以甘露饮主之。数日之间，恢复健康。

生地黄六钱 熟地黄四钱 天门冬三钱 麦门冬三钱 钗石斛三钱 条黄芩二钱 枇杷叶二钱 茵陈二钱 甘草二钱

水煎服。

自按：此证病情较为严重，以辨证明确，故能于俄顷之间，得奏出死入生之效。

五、伤湿 湿温门

伤湿

（一）

患者： 张 × × 男 二十六岁 萍乡人。

症状： 恶心欲吐、食欲不振、四肢困倦、大便溏泻。病历三四阅月。舌苔薄白、脉象浮濡。

诊断： 操舟为业，多伤水湿，致令脾虚，湿滞不运。

疗法： 主以温中除湿法。用不换金正气散治之，八剂而痊。

苍术三钱 厚朴二钱 法半夏二钱 藿香梗二钱 陈皮二钱 猪苓三钱 甘草一钱 生姜二钱 水煎服。

自按： 经谓“有伤于湿，以水为事，居处相湿，肌肉濡渍”。脾主肌肉与四肢，故伤湿则肌肉懈惰，四肢困倦；外湿不攘，内传于脾，脾为湿困，气虚不运，故食减溏泄，恶心呕吐。法取温中除湿，芳香醒脾，脾困得舒，病自霍然。

（二）

患者：杨×× 男 三十二岁 萍乡人。

症状：一九五三年夏杪，患头昏重痛、眼目眩花、背心疼胀、胸满气喘、四肢麻痹、颜面浮肿、小便不利、脉浮濡、苔白腻。

诊断：夏令湿胜，感受湿邪，以致脾肺气机不利，肃降、运化失职。此经所谓：“因于湿，首如裹”；又曰，“诸湿肿满，皆属于脾”是也。

疗法：主以开肺气，通膀胱，运脾祛湿之法。

茯苓四钱 苡米六钱 瓜蒌仁三钱 杏仁三钱 大腹皮三钱 泽泻二钱 陈皮二钱 苏子二钱 羌活二钱 川芎二钱 水煎服，八剂而愈。

自按：湿由地气上蒸，而为阴邪，阻遏气机之升降，而为喘满。法宜温运、辛开、淡渗、上下分消，自不至于滔天泛滥。

（三）

患者：黎×× 男 二十四岁 萍乡人。

症状：头疼身痛、四肢倦怠、微恶寒、不食不饥、舌苔纯白、脉象浮濡。

诊断：冒雨之后，外湿而挟里湿，表里闭錮，不能运化所致。

疗法： 议用宣疏表湿法，以海藏神术散治之。

防风三钱 苍术二钱 甘草一钱 羌活二钱 秦艽钱半 生姜三钱 水煎服，四剂而愈。

自按： 湿着肌肤，而流关节；湿虽外受，终关脾胃；脾失健运，湿邪留着。以海藏神术散，可兼祛表里之湿，故诸证悉退。

湿温

患者： 赖×× 男 二十五岁 萍乡人。

症状： 一九五三年长夏，壮热烦渴、头重胸闷、体倦、足冷、小便短赤、大便溏泄、历两月余不愈。脉象细数、舌苔白腻。

诊断： 脾湿素盛，复伤于暑；暑湿凑合，邪从温化。

疗法： 议用芳香化浊，甘淡驱湿、苦辛清热之法。以三仁汤加减主之。

苍术二钱 苡米五钱 杏仁二钱 白蔻仁一钱 连翘三钱 花粉四钱 佩兰二钱 生石膏一两 鲜芦根八钱 六一散八钱 水煎服。

四剂热退，渴减足温，二便正常；惟脉仍细数，湿去热存，防热伤阴，法宜兼顾。

生地四钱 麦门冬三钱 丹皮二钱 连翘二钱 苡米三钱 扁豆三钱 茯苓三钱 大腹皮二钱 谷芽三钱 六一散三钱 水煎服，六剂而安。

自按：长夏热蒸湿腾，秽浊上干，故初投芳香化浊，清热渗湿，而湿去热存，防热伤阴；故继以甘寒生津，甘淡养脾为主。

六、泄泻门

热泻

患者：谢×× 男 二岁 萍乡人。

主证：一九五三年秋，发热、心烦、口渴、泄泻、不欲食、指纹浮粗深红、舌苔黄白干燥。

诊断：湿热积滞，蕴郁中州，盖亦脾气不运之故也。

疗法：主以解表清里，佐以消食运脾。用葛根芩连汤加味治之。

葛根二钱 黄连三分 黄芩一钱 楂炭二钱 神曲二钱 赤苓三钱 车前仁二钱 甘草七分 水煎服。两剂泻止；改投沙参，扁豆、茯苓、花粉、厚朴、谷芽、炙甘草、大枣等调理而平。

自按：泄泻而兼发热，属太阳、阳明合病，而以阳明经热为主。葛根芩连汤最为合拍；泄泻无不病关脾胃，故仍以调理脾胃收功。

湿泻

患者: 肖×× 男 二十六岁 萍乡人。

症状: 一九三二年仲春，腹痛泄泻、口渴、不欲食、小便不利、舌苔白、脉浮濡。

诊断: 湿胜则濡泄，为脾湿不运之故。

疗法: 法当开支流、利水道，使气化得行于州都，则泄利自止。以加味胃苓汤主之。四剂痊愈。

白术三钱 苍术二钱 云苓四钱 猪苓二钱 泽泻三钱 桂枝二钱 厚朴二钱 陈皮二钱 木瓜三钱 甘草一钱 水煎服。

自按: 泄泻多因脾湿不运，水液和渣滓混合，奔流大肠。此越人所以有湿多成五泄之论。兹用胃苓汤化水气、健脾土、开支流、助分利，故收桴鼓之效。

痰泻

患者: 鲁×× 男 三十二岁 长沙人。

症状: 一九三六年初夏，前来就诊。自述泄泻频年，时止时作，诸药无效；更兼头晕目眩、食入欲呕、脉象弦滑、舌苔白腻。

诊断： 积湿成痰，逗留中焦，上扰清空，下遗大肠。

疗法： 法宜去湿行痰，以苍白二陈汤加味主之。数剂见效；连服二十剂而安。继以香砂六君子汤善后。

茯苓五钱 法半夏三钱 陈皮二钱 白术三钱 苍术二钱 炒黄芩二钱 炒神曲三钱 甘草一钱 水煎，另以生姜汁一匙 斑竹沥一匙 冲服。

自按： 腹泻经年、晕眩、恶心，皆太阴脾气不运，湿郁生痰所致。脾为生痰之源，痰上扰即作眩；痰下滑而作泄。故用二术以燥脾湿，二陈二汁以除痰，标本兼治，得获疗效。

飧泄

患者： 罗×× 男 二十八岁 萍乡人。

症状： 一九三二年仲夏，肠鸣腹痛，痛一阵泄一阵。完谷不化、泄后痛止、食欲不振、四肢无力、舌苔薄白、脉象浮弦。

诊断： 风木乘脾，脾气下陷，是为飧泄。

疗法： 议用培土泻木法，以刘草牕痛泻方加味主之。

白术三钱 防风三钱 陈皮二钱 白芍六钱 煨葛根三钱 车前仁三钱 木瓜三钱 水煎服。四剂痛泄均止，饮食增加，病即痊愈。

自按： 经云，“春伤于风，夏生飧泄”，此风木乘脾之泄也。培土泻木，即本此旨。

湿热泄泻

患者： 谭×× 男 二十五岁 萍乡人。

症状： 腹中剧痛、肠鸣、泄泻、小便短赤、身重、口苦、脉象濡细、舌苔白腻。

诊断： 脾湿不运，湿郁为热，湿与热合，清浊混淆。

疗法： 主以清热渗湿法，用四苓散合黄芩汤治之。三剂痊愈。

苍术二钱 赤苓三钱 猪苓二钱 泽泻二钱 黄芩三钱 白芍四钱 甘草二钱 川木香一钱 水煎服。

自按： 湿热浸渍肠胃，用四苓汤以利湿；黄芩汤以清热；更佐木香行气化滞。热清浊化，所以获效。

脾肾虚泻

患者：昌×× 男 三十岁 萍乡人。

症状：一九三三年春夏之交，病腹胀、泄泻、嗳噫、食欲不振、夜卧惊悸、临溺心跳、四肢沉重、小便不利、脉象浮迟、舌苔白腻。

诊断：饮食不节，恣啖生冷，以致脾湿不运，水气凌心。此脾肾两虚所致。

疗法：先予运脾渗湿法，以加味胃苓汤主之。

白术三钱 苍术二钱 桂枝二钱 猪苓二钱 泽泻三钱 厚朴二钱 云苓四钱 陈皮二钱 广木香一钱 甘草一钱 水煎服。

三剂胀泻均减，但脉仍迟弱，心悸如故，予加味真武汤温补脾肾，六剂而愈。

附片六钱 白术四钱 云苓四钱 白芍三钱 破故纸三钱 益智仁二钱 生姜三钱 水煎服。

自按：脾虚湿盛，火衰水胜。以胃苓治标，真武治本。先以通阳利湿，后以补火生土。此先标后本之治也。

七、霍乱门

霍乱

（一）

患者： 邓×× 女 八岁 萍乡人。

症状： 一九二九年夏，霍乱流行。患者肢厥自汗、吐泻、转筋。半日之间，肌肉尽脱。指纹瘪陷、委顿床褥、一息仅存、脉不应指、沉细如丝、舌苔厚腻。

诊断： 外受寒湿，内伤生冷；阴盛阳衰，孤阳欲绝。

疗法： 议用驱阴救阳法，以附子理中汤加味治之。并先灸天突、神阙、天枢、丹田穴各三十壮。

附片五钱 焦白术四钱 西党参四钱 泡干姜一钱半 泡吴茱萸三钱 川木瓜三钱 炙甘草一钱 姜半夏三钱 西砂仁二钱 小茴香一钱 水煎服。

半日之间，服药二剂，并用艾灸；即厥止阳回、吐泻不作。改投加味四君子汤调理。

党参四钱 焦白术三钱 茯苓三钱 益智仁二钱 补骨脂三钱 吴茱萸二钱 炙甘草一钱 大枣四枚 生姜二钱 水煎

服，六剂而愈。

自按：此证发作迅速，变证凶险，务宜辨清寒热，急予抢救，迟则无及矣。

（二）

患者：陈×× 男 二十八岁 萍乡人。

症状：一九二九年六月，突然吐泻交作、肢厥转筋、腹痛拘急。半日之间，肌肉脱陷。面目黧黑、烦闷不宁、脉微欲绝、舌净无苔。

诊断：时值淫雨，脾受湿寒，浊阴乘阳，扰乱胃肠。

疗法：议用温中驱寒，回阳救逆法，以加味理中汤主之。

附片八钱 焦白术四钱 西党参四钱 泡姜炭二钱 炒白芍三钱 木瓜五钱 禹余粮五钱 赤石脂五钱 炙甘草二钱 益智仁三钱 水煎服。一剂吐泻即止；连服三剂而愈。

自按：夏月伏阴在内，加上淫雨连绵，湿寒内侵，中州扰攘，吐泻大作，以致阴竭阳亡，非急挽其阳，不足以护其阴。此所谓阳亡阴不独存也。

八、痢疾门

湿热痢

（一）

患者： 赖×× 男 十五岁 萍乡人。

症状： 一九四四年初夏，疫疠流行，沿门患痢。患者滞下纯血，日夜无度，腹痛不可忍，诸药无效。时发眩仆、屡濒于危、脉象沉伏、舌苔深黄。

诊断： 湿热之毒，深据曲肠，服药辄顺流而下，不能迳达病所，以致历久不瘳。

疗法： 议用清解湿热法，并先用鸦胆子直达病所，以为前导。

鸦胆子二十一粒，去壳，用砂糖水囫囵吞服，腹即不痛，痢亦轻松，思进稀糜，且能安卧；继用加减白头翁汤治之，四剂而痊。

白头翁三钱 黄连二钱 白芍四钱 葛根三钱 秦皮二钱 青木香二钱 甘草一钱 台乌二钱 水煎服。

自按： 此为热痢，疫毒深踞大肠曲折之间，有攻之不可，达之不及之势。惟鸦胆子可直达病所，缓缓溶解，而发挥作用。

（二）

患者：叶×× 男 二十二岁 萍乡人。

症状：一九四二年仲秋，痢下纯血、腹中剧痛、手不可近、里急后重、日夜无度，小便短赤、恶寒潮热、渴欲饮冷、口苦不思食、脉象浮数有力、舌苔黄厚干燥。

诊断：内蕴湿热，外感寒邪，表里相乘，标本兼病。

疗法：治以清热荡积，佐以和营解表，用加减芍药汤主之。

当归三钱 白芍六钱 黄芩三钱 黄连一钱五分 大黄二钱 花大白二钱 柴胡三钱 羌活二钱 葛根三钱 厚朴二钱 甘草一钱 水煎服。三剂，表证已罢，腹痛减轻，改进清肝凉血，调气止痢法，以加味白头翁汤治之。

白头翁三钱 黄连二钱 黄柏二钱 秦皮二钱 白芍六钱 丹皮二钱 归尾三钱 地榆炭三钱 山楂炭三钱 青木香三钱 水煎服。二剂，诸证皆愈，惟神疲力乏，食欲不振；复予四君子汤加味调理。

党参四钱 白术二钱 茯苓三钱 当归三钱 白芍三钱 广木香一钱 炙甘草一钱 荷叶一角 大枣四枚 水煎服，三剂而愈。

自按：风寒挟湿热交蕴，表里同病，即当表里双解，故以芍药汤合柴葛解肌取效。外邪既解，纯属里热，仍以加味白头翁汤，清肝泄热，行血调气。邪去正虚，最后用归芍四君子汤以和脾养血，调补中州。

（三）

患者：周×× 女 一岁 萍乡人。

症状：一九二八年，夏秋之交，突患痢疾，赤白夹杂，日夜无度。心烦口渴、目眵唇焦、肌肉瘦削、指纹深红粗大、舌绛无津。

诊断：饮食不节，热邪内伏，误投温补，助桀为虐。

疗法：予清热厚肠法，以加味葛根黄芩黄连汤主之。

葛根三钱 黄芩三钱 黄连一钱 白芍四钱 青木香一钱 白头翁二钱 甘草一钱 水煎服。四剂痢已不作，烦渴亦止；再予甘淡养脾法治之。

条黄芩三钱 淮山药四钱 茯苓二钱 金石斛一钱 白芍药三钱 山楂炭二钱 麦芽二钱 炙甘草一钱 水煎服。四剂痊愈。

自按：前贤谓痢疾无不因湿热食滞而起，所谓：

“无积不成痢”。痢疾初起当予疏利。前医误投温补，壅滞胃肠，宜共缠绵难愈。故先以加味葛根黄芩黄连汤清热，继进养脾消滞之剂，迅即收效。

燥热痢

患者：叶×× 男 二十岁 萍乡人。

症状：一九二八年深秋，痢下赤白。日夜约五六十次，临厕里急后重，痛楚莫名。以久治不效，延至咽喉干燥、胃纳不振、疲弱不能起床，从席中开一孔洞，床下置盆承便。奄奄一息，舌苔干燥，剥离作龟裂形。脉象细数、颜面黧黑、皮枯不泽。

诊断：外感燥热，又恣酸辛，燥热郁于胃肠，刷刮脂膏而下。一团郁火，燥血伤阴。

疗法：议用润燥通幽法，仿五仁丸加味主之。

瓜蒌仁四钱 杏仁三钱 火麻仁四钱 郁李仁三钱 薤白头三钱 玉竹六钱 枳实二钱 天门冬三钱 桃仁三钱 白芍四钱 胖大海三钱 水煎服。

四剂痢减过半，改投和营养血法，以清肃余邪，诸证霍然。

当归三钱 白芍四钱 丹皮二钱 生地四钱 黑山栀二钱

金银花三钱 玉竹四钱 荷叶一角 水煎服，三剂而愈。

自按：肺感燥热，下移大肠，秋气敛涩，故滞下比诸诸痢尤甚。痢疾类型颇多，识此以备一格。

虚寒痢

患者：袁×× 女 二十六岁 萍乡人。

症状：四肢厥冷、痢下纯血、虚滑无度、腹痛喜按，无里急后重之感。六脉沉迟无力、舌苔薄白、唇青面黑。

诊断：禀赋素弱，外感风寒，内伤生冷，戕其脾胃，伤及阴络，是为三阴寒痢。

疗法：议用驱阴救阳，温中散逆，调元固脱之法，以附子理中合桃花汤主之。

附子三钱 黑炮姜一钱 白术三钱 党参三钱 赤石脂五钱 粳米二钱 炙甘草一钱 广木香一钱 水煎服。

一剂病减，连服三剂痊愈。

自按：此证脉象沉迟无力、舌苔薄白、四肢厥冷、腹痛喜按，与湿热下痢之脉盛、苔厚、肛门灼热、里急后重者不同。寒宜温涩，热宜清导，两相悬殊，当明辨之。

休息痢

（一）

患者：彭 × × 男 三十岁 萍乡人。

症状：大便窘迫、里急后重、便后下黏液如鱼脑。曾用宽肠理气润燥补虚诸法，均无效。后复发作，历时年余。脉结、苔黄。

诊断：饮食失节，胃肠蕴热，因而患痢。乃初失清解；继予滋填，以致肝不条达而下迫，肺失清肃而滞涩。

疗法：议用清肺疏肝法。

葛根四钱 青蒿三钱 金银花三钱 菊花三钱 桔梗三钱 枳壳二钱 条黄芩三钱 白芍三钱 粉甘草二钱 荷梗二尺

水煎服。十剂痊愈。

自按：休息痢因治不得法，余邪未尽，一遇起居不慎，饮食失节，伏邪即乘机而作，反复缠绵；如误认为虚，再投温补滋腻，阻遏气机，滞下窘迫更甚于前。法当肃肺疏肝，展其气机，调其升降，气机舒展，邪自难容。

（二）

患者：吴 × × 女 三十二岁 南昌人。

症状：五六年来，经常腹中疼痛、胀坠欲厕、昼夜十余行，夹杂黏液如鱼脑，有时带血，里急后重，屡愈屡发。食欲不振、体重减轻、脉象虚弦、舌苔黄腻。

诊断：湿热久郁，清浊混淆，元气虚陷，升降不利。

疗法：议用升降并举，补泻兼施之法，以准绳三奇汤加味治之。

黄芪五钱　防风二钱　枳壳一钱　白芍四钱　黄连一钱　青木香二钱　黑白丑粗末三钱　水煎服。四剂各症减轻；再于原方加白菊花三钱　金银花五钱。另鸦胆子仁二十一粒去壳，胶囊装置，随药送服，六剂痊愈。

自按：久痢气虚，清阳下陷，故用黄芪益气；佐以防风，其力倍雄；更以枳壳宽肠，白芍和营，黄连清热，青木香调气，黑白丑泻气分湿热，而通壅滞；金银花、菊花清肝肺蕴热以除黏液；更借鸦胆子下行之力而为响导，一马当先，直达病所。以收攻不伤正，补不留邪之效。

九、疟疾门

少阳正疟

患者：王×× 女 三十岁 萍乡人。

症状：一九五三年季夏，头角掣痛、寒热往来、每日一发、口苦咽干、恶心欲呕、胸满、汗多、脉象弦数、舌苔黄白。

诊断：疟邪窃据募原，少阳枢转不利，故随卫气之浅深为作息，邪正之盛衰为起伏。

疗法：主予枢转少阳法，以小柴胡汤治之。

党参四钱 大枣四枚 法半夏二钱 柴胡五钱 黄芩二钱 甘草一钱 生姜三钱 青皮二钱 水煎服。

服药三剂，诸症轻减，但寒热未退。原方去青皮，加知母三钱以胜热、加草果钱半以除寒，又四剂而愈。

自按：治疟大法，宜从阴分透出阳分，则发作日早而易愈；无汗者须发汗散邪为主；汗多者须养正扶元为主。

暑疟

患者；朱××　男　四十岁　萍乡人。

症状：秋初微寒、壮热、神昏谵语、烦渴不食、张目不眠、恶心呕逆、口臭、气促、身轻脚软、舌苔黄白厚腻、六脉豁大。

诊断：暑邪内伏、留恋三焦；热伤元气、湿遏清阳。

疗法：先以却暑调元法，以加味竹叶石膏汤主之。

洋参一钱　杭麦门冬三钱　法半夏二钱　生石膏一两　竹叶二钱　葛根三钱　青蒿三钱　甘草一钱　西瓜衣一两　水煎服。

服四剂，脉转冲和；继予甘淡养胃、芳香悦脾法，调理复原。

党参三钱　淮山药四钱　扁豆衣二钱　云茯苓三钱　藿香钱半　佩兰叶钱半　炙甘草一钱　大枣二钱　水煎服。

自按：经以脉虚身热为伤暑，系热伤元气也。暑必挟湿，暑湿熏蒸，所以见证如是。却暑扶元，不离清热理湿；善后调理，尤当养胃悦脾。

温疟

患者：朱×× 男 二十四岁 萍乡人。

症状：一九五三年仲秋，壮热不恶寒、骨节烦疼、恶心欲呕、不思食、口渴饮冷、脉浮大、苔白厚。

诊断：伏暑成疟，邪踞募原；但热不寒，是为温疟。

疗法：议用清暑透伏法，主以桂枝白虎汤治之。

桂枝钱半 生石膏八钱 知母三钱 甘草二钱 粳米一合 水煎服。

六剂后，改投甘寒生津法，以育既伤之阴。旬日之间，调理康复。

玉竹四钱 生地五钱 麦门冬三钱 钗石斛三钱 知母钱半 丹皮钱半 甘草一钱 水煎服，三剂而愈。

自按：温疟，阴气先伤，令人肌肉消烁，法宜甘寒生津，清营养液，切忌柴葛等劫阴之品。

湿疟

患者：文×× 男 三十岁 萍乡人。

症状：头痛身疼、肢体倦怠、恶心、脘闷、口苦、咽干、不食不饥、间日往来寒热、舌苔白滑、脉象浮濡。

诊断：冒雨受湿，湿郁为热，湿热酝酿，化而为疟。

疗法：议予宣湿清热，枢转少阳之法，以加减柴平汤主之。

党参三钱　柴胡五钱　青蒿三钱　黄芩二钱　括蒌根三钱　陈皮二钱　苍术二钱　厚朴二钱　甘草一钱　姜枣各三钱　水煎服。连服四剂，诸恙尽却；再予柴芍六君子汤调理而安。

党参三钱　白芍二钱　白术三钱　云茯苓四钱　姜半夏钱半　陈皮一钱　柴胡二钱　炙甘草一钱　大枣三钱　生姜二钱　水煎服。六剂。

自按；温邪蕴郁，陷入阴分，所以间日一作。以平胃散，所以宣湿；用小柴胡汤，助其枢转，使之从阴出阳则愈。

疟母

患者：刘××　男　二十八岁　萍乡人。

症状：一九三九年春杪，左边季肋坟起，形如鹅卵，时时疼痛，内有热感。脉象弦滑、舌苔白腻。

诊断：久疟之后，疟痰未净，流入胁下，凝滞经隧，酝酿郁结所致。

疗法：议以疏肝利气，祛痰消痞法主之。

炒鳖甲八钱 柴胡四钱 莪术三钱 郁金二钱 括蒌实三钱 白芥子二钱 青皮二钱 枳实二钱 水煎服。五剂痊愈。

自按：证由肝气横肆，挟疟邪结为壁垒，非坚甲利兵，不足克敌制胜。该方药力雄厚，故能一鼓而下。

十、黄疸门

阳黄

（一）

患者：刘×× 男 二十八岁 萍乡人。

症状：一九四九年冬，身目发黄、胸满腹胀、口渴饮冷、喉中作腥气、四肢倦怠、小便短赤、脉象滑实、舌干苔黄。

诊断：脾湿积久，郁热发黄。

疗法：主以运脾祛湿，清热退疸法，用平胃散合茵陈栀子栢皮汤治之。

苍术三钱 厚朴二钱 陈皮二钱 茵陈五钱 栀子三钱 郁金二钱 黄柏一钱 腹皮三钱 甘草一钱 合欢皮三钱 水煎服。

六剂，颇合病机；改投枝子栢皮汤。

黄柏二钱 栀子仁二钱 苡米五钱 连翘三钱 赤茯苓四钱 苍术三钱 葛根三钱 神曲三钱 水煎服。

四剂，黄疸尽退，兼证皆平；再予六君子汤加木香、鸡内金以善后。

党参二钱 白术三钱 茯苓四钱 法半夏二钱 陈皮二钱 木香一钱 鸡内金三钱 炙甘草一钱 水煎服。六剂而愈。

自按：经云，“湿热相交，民当病瘅”。盖脾胃湿热郁蒸，则身目发黄。丹溪譬为“盦酱相似”。故初以清利湿热得效，后以健运脾土收功。

（二）

患者：邓×× 男 三十二岁 萍乡人。

症状：一九三六年春杪，头身疼痛、口渴饮冷、不思食、全身发黄、明如橘子、小便短赤、舌苔黄厚干燥、脉象浮洪滑数。

诊断：脾胃湿热熏蒸，逼迫胆汁外越。

疗法：予清热利湿法，以茵陈五苓散合栀子柏皮汤主之。

苍术二钱 赤茯苓六钱 猪苓三钱 泽泻三钱 茵陈一两 川黄柏二钱 山栀仁三钱 水煎服。

十剂，脉转冲和，但仍食欲不振，改投加味异功散六剂而愈。

党参四钱 白术三钱 云茯苓三钱 薏苡仁五钱 广陈皮二钱 神曲三钱 炙甘草二钱 生姜三钱 大枣三钱 砂仁一钱 水煎服。

自按：清宣淡渗，湿热尽去；邪去正伤，亟当培朴。

（三）

患者： 杜 ×× 男 三十八岁 萍乡人。

症状： 一九二九年春夏之交，遍体疼痛、身目俱黄、颜面手足浮肿、小便短赤、舌苔黄白、脉象浮紧。

诊断： 湿与热合，郁遏熏蒸，胆液泄越，通彻表里，此湿热阳黄也。

疗法： 议予宣疏表湿，兼清里湿之法，用羌活胜湿汤合茵陈蒿汤主之。

羌活三钱 独活二钱 防风三钱 川芎二钱 蔓荆子二钱 藁本二钱 山栀仁二钱 茵陈一两 甘草一钱 水煎服。

四剂头身痛止；改予茵陈五苓散。

苍术三钱 赤茯苓六钱 猪苓二钱 泽泻二钱 桂枝二钱 茵陈一两 水煎服。

服四剂，浮肿尽消，黄退过半，再投五味异功散加味治之。

党参四钱 白术三钱 云茯苓三钱 广陈皮二钱 茵陈八钱 炙甘草一钱 神曲三钱 鸡内金三钱 水煎服。

四剂，疸黄尽退，诸证悉平。

自按： 湿由肌腠而内犯脾胃，久郁成黄。故初用发越，次予渗利，后以调补收功。

（四）

患者：赖×× 男 一岁 萍乡人。

症状：一九五四年长夏，全身及两目发黄、身热、口渴、食欲不振、大便不利、小便短赤、指纹浮紫、舌苔白腻。

诊断：长夏湿热主令，饮食停蓄，湿郁热蒸，皮肤发黄。

疗法：法当清热消导，以茵陈蒿汤加减主之。

茵陈三钱 栀子钱半 大黄一钱 猪苓二钱 赤芍三钱 苍术一钱 甘草八分 神曲二钱 水煎服。四剂，热解溺清，便通黄退。改投理脾渗湿清热之品善后。

条黄芩三钱 苡米四钱 赤苓三钱 茵陈二钱 神曲二钱 泽泻二钱 甘草一钱 连翘一钱 赤小豆二钱 水煎服。四剂痊愈。

自按；小儿积滞化热，可以酿成黄疸；长夏湿郁热蒸，尤易发黄。此例当属阳黄，故以清热渗湿消导为治。

阴黄

（一）

患者： 彭××　男　四十岁　萍乡人。

症状；头晕、耳鸣，吐痰、心悸怔忡、气短神疲、倦怠无力、食欲减退、全身尽呈暗黄色、二便清畅、舌苔淡白、脉象浮弦无力。

诊断： 素禀不足，操劳过度，营卫失和，脾胃虚弱。此即仲景所谓“虚劳”之证。

疗法： 议用补土建中法，以黄芪建中汤加味主之。

黄芪四钱　白芍六钱　桂枝三钱　炙甘草二钱　云茯苓四钱　茵陈八钱　生姜三钱　大枣四枚　饴糖一两（另冲）水煎服。

八剂后，黄色减退，头晕、耳鸣亦轻；后予四君、六君加减调理而愈。

自按： 此证脉软无力、舌淡无苔、食减神疲、二便清利、肌肤暗黄，显然为阴黄虚证。黄者中央土色，土虚则色见于外。兹遵仲师建中之旨，始终以补土为主。

（二）

患者： 张××　男　三十六岁　萍乡人。

症状：一九三六年仲夏，头昏、心跳、腿胀、溏泄、食欲减退，身目俱呈暗黄色、小便亦现微黄、舌苔薄白、脉象代缓。

诊断：劳伤元气，脾失运化，寒湿在里不解，阻塞胆汁入肠，渗入血液，循经外溢。

疗法：拟予温化沉寒，淡渗湿邪之法，以加减当归白术汤主之。

当归三钱　白术四钱　茯苓四钱　法半夏二钱　桂枝钱半　陈皮一钱　茵陈一两　苍术二钱　炙甘草一钱　鸡内金三钱　水煎服。

四剂脉平病减，黄退十之六七；改加味附子理中汤治之。六剂康复。

附片三钱　白术四钱　黄芪三钱　当归三钱　西茵陈八钱　炙甘草二钱　干姜一钱　党参四钱。

自按：仲景有："身目为黄，寒湿在里，以为不可下也，子寒湿中求之"之文，此与瘀热在里发黄，可用清下者有别。理中汤最理中焦寒湿，茵陈可以疏利胆道，是为阴黄之正治。

（三）

患者：曾××　男　二十八岁　吉安人。

症状：眼目及全身发黄，历时两年，中西医疗无效。神衰气短、倦怠嗜卧、腹满不欲食、脉象虚弦、舌苔薄白。

诊断：劳倦伤脾，脾虚伤湿，不能输化，阻滞胆汁，逆流于血脉，尽溢于皮肤。

疗法：议用理脾建中法，以加味归芪建中汤主之。

黄芪一两　当归四钱　白芍六钱　桂枝三钱　茵陈一两　炙甘草二钱　大枣四枚　生姜三钱　水煎去渣；另饴糖二两分两次兑服。

连服十剂，腹中舒适，进食知饥，黄亦减退；再予香砂六君子汤加味。

党参四钱　白术三钱　茯苓三钱　姜半夏一钱半　广陈皮钱半　砂仁钱半　茵陈一两　炙甘草二钱　煅青矾六分　锈铁磨汁，代水煎药。十剂康复。

自按：脾虚湿滞，健运无权，当理脾建中，毋汲汲于祛湿，为治本定法。金匮云，“男子黄，小便自利，当与虚劳建中汤”，兹本其旨。

十一、赤白游风门

赤游风

（一）

患者：杨×× 女 二十四岁 萍乡人。

症状：一九五二年秋，发热、咳嗽、腰痛、遍身肌肤均起疙瘩；状如云片，成块成团，焮热痒痛不已。脉象浮数、舌赤苔黄。

诊断：风袭肌腠，舍于肺脾，与血相搏而为赤游风。

疗法：主以凉血祛风，用四物消风饮加减治之。

当归二钱 生地四钱 赤芍二钱 川芎钱半 荆芥二钱 薄荷一钱 蝉衣一钱 白蘚皮二钱 丹皮二钱 象贝三钱 牛蒡子钱半 水煎服。

服药四剂，颇见效机。复诊去荆芥、薄荷，加路路通三钱，再进六剂痊愈。

自按：此病有赤、白两种：白者为风热客于卫分和气分；赤者为风热袭入营分和血分。犯肺则咳嗽；侵脾则腹痛。由胸腹散及四肢者为顺；由四肢进入胸腹者为逆。

（二）

患者：欧阳× 男 三十岁 萍乡人。

症状：一九五三年仲冬，发热心烦、遍身疙瘩如赤癍，搔痒不已，日轻夜剧；睡热或被风更甚，脉象浮而有力、舌绛苔黄。

诊断：邪入营分，蕴热化风。

疗法：予以清营泻热润燥息风法。

生地五钱 丹皮三钱 赤芍二钱 苦参三钱 刺蒺藜三钱 蒲公英三钱 紫草二钱 芸台子四钱 胡麻仁三钱 水煎服。

数剂见效；二十剂痊愈。

自按：阴虚生热，热盛生风，风热袭入营分，无从发泄，发为疹块。邪在阴分故夜剧，风热相搏故奇痒。是以清营则血不燥，泻热则风自熄。

白游风

患者：胡×× 女 三十五岁 萍乡人。

症状：一九五五年春，遍身出现瘖瘰，色如白瘖，随消随起，搔痒不已。脉象浮弦、舌苔黄白。

诊断：风热之邪，客于卫分，不得宣泄。

疗法：主以加味消毒饮，以宣透卫分之风邪。

荆芥二钱 防风三钱 牛蒡子钱半 黄芩钱半 刺蒺藜三钱 蝉蜕五分 酒升麻五分 甘草一钱 水煎服。

三剂见效；原方加蒲公英三钱，再进五剂而愈。

自按：风热在表，尚在卫分。急从卫分升发，以免其深入血分而致病势流连。

十二、白喉门

患者: 刘×× 男 二十一岁 萍乡人。

症状: 高热烦渴、目赤声哑、口臭气促、咽喉红肿、白膜满布，妨于咽饮。小溲短赤、大便秘结、舌苔黄糙、脉象洪数。

诊断: 燥热伤阴，复感疫毒之气，肺胃同病，发为白喉。

疗法: 议用清热养阴，凉血解毒之法，以养阴清肺汤加味治之。

元参三钱 生地三钱 麦门冬三钱 川贝母二钱 丹皮二钱 甘草一钱 炒白芍二钱 薄荷五分 生石膏一两 元明粉三钱 知母三钱 另用锡类散外吹患处。

水煎，一日夜服完，热减神清，白膜未再发展，大便畅行，转方去元明粉再进二剂，病势大减；再诊去知母，加金银花四钱，又服三剂，白膜消失；续予养正汤四剂，调理而安。

玉竹参五钱 制首乌四钱 当归三钱 熟地四钱 生地三钱 淮山药四钱 茯苓二钱 女贞子三钱 麦门冬二钱 白芍二钱 天花粉二钱 炙甘草一钱

水煎服，隔一日服一剂。

目按：刘昌祁云，“咽喉者，阴阳升降之路。咽以胃为主，喉以肺为宗，人但知肺之灼，而不知由于胃之热，胃热不能下行，而上灼于肺，咽喉首当其冲”。此例咽喉白膜满布，声哑气促，肺阴大伤；兼以高热便秘、舌糙脉洪、胃热甚炽，故急投大剂养阴清肺汤，生津润肺；佐以石膏、肥知母、元明粉，清热通便，则肺胃蕴热，得有下行之机；再诊加入银花解毒，以清余氛。最后，隔日服养正汤一剂，乃培元固本之计。

十三、头痛门

风火头痛

患者: 邓×× 女 五十六岁 萍乡人。

症状: 一九五一年春，头痛偏左、牙床疼肿、大便燥结，数日一解。脉象浮弦有力、舌苔黄燥无津。

诊断: 血虚肝旺，化火生风，风火相煽，上攻少阳、阳明之经。

疗法: 主以辛凉散风，苦甘清火之法。

丹皮三钱 栀仁三钱 菊花三钱 连翘三钱 生地三钱 薄荷钱半 白芍四钱 大青根一两 水煎服。六剂而愈。

自按: 此偏左头痛，为血热生风；与偏右之气虚挟痰者来路不同，自应分别处理。

血虚头痛

患者: 段×× 男 三十岁 萍乡人。

症状: 一九三四年春初，突然左边头角疼痛，抽掣如锥刺，恶心呕吐、渴喜冷饮、口苦、不欲食、脉象浮弦有力、舌苔黄白。

诊断： 平素血虚，外感引动内风，因而偏头作痛。盖少阳之脉，上抵头角，而左又主血，属厥阴经。厥阴中见少阳，木火上逆，干犯阳明。

疗法： 主以清火息风和胃降逆之法，用加减菊花茶调散治之。

川芎三钱　白芷二钱　夏枯草三钱　大青根五钱　菊花三钱　姜蚕二钱　薄荷一钱　姜半夏三钱　苦丁茶二钱　酒黄芩二钱　竹茹三钱　水煎服。

三剂痛止；改投加味四物汤养血息风善后。

当归四钱　酒白芍三钱　川芎二钱　干地黄三钱　天麻二钱　勾藤二钱　蔓荆子二钱　青荷叶一角　水煎服，四剂。

自按： 素为血亏，风邪乘虚袭人，循经上扰，盘踞肝胆之经。然在至高之分，惟有假风药以作响导，故开始主用清火息风，和胃降逆；继于祛风队中益以补血调理善后。

痰火头痛

患者： 杨××　男　四十八岁　萍乡人。

症状： 一九三五年仲春，右侧头角疼痛，甚则头晕而倒，脉象左弦紧、右浮滑、舌苔白腻而厚。

诊断：湿痰内蕴，郁极化火，挟厥阴风木以上干。

疗法：予清火息风，祛痰镇逆法，以二陈汤加味治之。

茯苓四钱　法半夏二钱　陈皮二钱　沙参六钱　条黄芩三钱　川芎二钱　菊花三钱　僵蚕二钱　甘草一钱　大青根一两　水煎服。四剂复诊，头痛减轻，脉亦不弦；继以原法加减，四剂而愈。

茯苓四钱　法半夏二钱　陈皮钱半　僵蚕二钱　菊花三钱　钩藤三钱　柴胡三钱　薄荷钱半　甘草一钱　白芍三钱　水煎服。

自按：本证系由痰火夹肝风上扰，故用二陈以祛痰；白芍、川芎、菊花、僵蚕、钩藤以息风；柴胡、薄荷以升散；大青根最泻火热，全方组合，功能胜敌。

十四、眩晕门

风痰眩晕

患者：彭×× 男 三十六岁 萍乡人。

症状：一九三六年仲春，头晕目眩、心烦不安、静卧稍舒，略一举动，则觉天翻地覆，振振欲仆、恶心欲吐、舌苔白腻、脉象左弦实、右浮滑。

诊断：厥阴经脉贯脑交巅。其人平素肝阳偏旺，体丰多痰，适被外感，风痰循经上犯，浊阴不降，清窍为蒙。

疗法：予和胃平肝，息风除痰法，方仿东垣半夏白术天麻汤之意。

白术三钱 茯苓四钱 广皮钱半 制南星钱半 天麻二钱 钩藤二钱 竹茹二钱 姜炒川连一钱 甘草一钱 水煎服。五剂而平；十剂而痊愈。

自按：朱丹溪曰："无痰不作眩"，盖指痰浊上扰清窍而言。东垣有痰厥晕眩之例，谓系太阴、厥阴合病，特制半夏白术天麻汤以治之。兹仿其意，用苓、术、陈、夏祛太阴之痰湿：以天麻、勾藤、竹茹、川连清厥阴之风火。风火平息，痰眩自愈。

肝风眩晕

（一）

患者：赖×× 男 三十岁 萍乡人。

症状：一九五三年仲秋，头目眩晕、猝然仆倒；苏后冷汗频流、四肢无力、脉象浮弦、舌质红绛、舌苔薄白。

诊断：操劳过度，风阳上冒，清空不宁，发为眩仆。

疗法：主以和阳息风法。

柏子仁四钱 抱茯神四钱 淮小麦一两 生地黄六钱 生白芍四钱 生石决明八钱 白菊花三钱 双钩藤三钱 丹皮三钱 水煎服。六剂头晕减、冷汗收、脉转缓；继以敛阳和阴法治之。

党参三钱 茯神三钱 山萸肉三钱 白芍四钱 生地黄六钱 麦门冬三钱 天麻二钱 五味子一钱 穞豆衣三钱 大枣四枚 水煎服。八剂而瘳。

自按："诸风掉眩，皆属于肝"。今肝阳内动，风火上干，扰乱清空，发为眩仆。故宜育阴泻热，和阳息风。

（二）

患者：贾×× 男 三十六岁 萍乡人。

症状：一九四〇年仲春，胸膈不舒、眩晕筋惕、脉浮而弦、舌苔黄白、二便清和。

诊断：烦劳伤阳、阳升风动，上扰巅顶，清窍为蒙。

疗法：议从少阳厥阴论治，主以息风和阳之法。

北沙参三钱 生地黄三钱 天门冬二钱 白芍三钱 菊花三钱 钩藤二钱 丹皮二钱 桑叶二钱 生石决明六钱 羚羊角尖六分 水煎服。六剂痊愈。

自按：肝胆为风木之脏，其性主动主升。由于心身过动，或情志不伸，则肝阳化风，循经上扰巅顶。盖厥阴之脉上脑交巅故也。方用凉肝泄胆，和阳息风，即叶氏缓肝之急也。

肝火眩晕

（一）

患者： 汤×× 男 三十五岁 萍乡人。

症状： 一九三八年春，患者头晕、目眩、耳鸣、体倦、舌色绛、脉弦数。

诊断： 木郁化火，上扰清空。经云，“木郁之发，甚则耳鸣眩转，目不识人，善暴僵仆”是也。

疗法： 主以清火息风法。

生地黄三钱 白芍四钱 条黄芩三钱 山枝仁二钱 菊花三钱 勾藤三钱 生石决明六钱 天麻三钱 蔓荆子二钱 甘草一钱 水煎服。连服三剂，各症减轻，脉亦转缓；原方去山枝仁；加僵蚕二钱 水煎服。连服两剂，晕眩耳鸣皆止；仍神疲体倦；再予理脾和肝法。

北沙参三钱 淮山药四钱 茯苓三钱 金石斛三钱 天门冬三钱 麦门冬三钱 侧柏叶三钱 菊花二钱 白芍三钱 僵蚕一钱 炙甘草二钱 水煎服。四剂而愈。

自按： 风火扰攘，僭犯清空。先用凉散；继投甘缓；更助肺气以制肝火。使木静风息，火得其平。

（二）

患者： 邱×× 男 二十九岁 萍乡人。

症状：一九四三年暮春，头目眩晕、口干苦、心烦躁、大便秘结、小便短赤、脉象弦数、舌质红、舌苔黄。

诊断：肝火内炽，风阳上升，故头目旋转，盖风火皆属阳而主动也。

疗法：议用清火息风法。

生地黄三钱　丹皮二钱　赤芍二钱　连翘三钱　山枝仁三钱　勾藤二钱　菊花三钱　花粉三钱　夏枯草三钱　水煎服；另清宁丸五钱（汤送），即以上方加减出入，十二剂而愈。

自按：肝火内动，风阳上升，风火交煽，僭犯清窍。故宜泻火平肝，折其炎上之势，遂其曲直之常；否则烈焰燔腾，不可戢止。

血虚眩晕

患者：李××　男　三十二岁　萍乡人。

症状：一九三三年初夏，头晕、眼花，如山崩地震，摇撼不定。两足转筋、挛痛、脉象弦软、舌苔薄净。

诊断：肝为藏血之脏，主风木而养筋脉。血虚肝燥，风火相煽，血不上荣，故头晕目眩；血不养筋，故转筋挛痛。

疗法：议用滋血养营，平肝息风之法。

当归三钱 白芍五钱 天麻三钱 生地黄四钱 木瓜三钱 甘菊花三钱 川芎钱半 潞党参三钱 甘草钱半 水煎服。

每日一剂，连服八剂，痊愈。

自按：伤寒论中有“脚挛急，作芍药甘草汤与之，其脚即伸”之法。经云，“肝苦急，急食甘以缓之，以酸泻之”。芍药甘草汤，酸甘化阴，不仅缓肝之急，亦可泻肝之用。再组合其他养血柔筋，平肝息风之品，则其效益彰。

阴虚眩晕

患者：周×× 女 四十六岁 萍乡人。

症状：一九四八年孟秋，目眩头晕、心烦不寐、口干不欲饮、耳鸣心悸、大便干燥、小便短赤、脉象虚数、舌苔薄净、舌质绛、颜面潮红。

诊断：操劳过度，阳动阴亏，水不涵木，火失承制。

疗法：议用加减六味地黄汤，以滋水制火，育阴潜阳。

生地黄三钱　丹皮钱半　白芍三钱　生石决明五钱　菊花钱半　淮山药二钱　茯苓二钱　龟板五钱　泽泻一钱　肉苁蓉二钱　水煎服。

自按：内经曰："亢则害，承乃制"。今阴虚阳亢，水衰火炽，承制无权，风阳上干，故用滋水制火，育阴潜阳之法，使木火各安其宅。

劳倦眩晕

患者：魏××　男　四十一岁　萍乡人。

症状：头目眩晕、四肢困乏、神衰气短、心悸耳鸣、食欲不振、脉缓无力、舌苔薄白。

诊断：劳倦伤脾，中气虚陷，清阳不升。

疗法：议用补气升陷法，以补中益气汤加味治之。

黄芪六钱　党参四钱　焦白术四钱　升麻钱半　柴胡钱半　当归三钱　天麻二钱　陈皮二钱　蔓荆子二钱　炙甘草一钱　水煎服。十剂而安。

自按：劳倦伤脾，则气虚中馁；清气不升，则血不上荣，而头目为之眩晕。补中益气汤为治内伤劳倦之效方，亦东垣临床经验之总结。

阳虚眩晕

患者：颜×× 男 五十二岁 萍乡人。

症状：一九四六年冬杪，患者头晕目眩、少气懒言、声低息短、卧床不能起，稍一转侧，便觉房屋欲塌、恶心欲吐、自汗厥逆、小便清长、脉象沉细而迟、舌净口淡。

诊断：脾肾阳虚，阴霾上犯，真阳不得伸张所致。

疗法：主以破阴行阳，补火生土之法，以大剂桂附理中汤治之。

附片二两 白术一两 党参一两 炮姜五钱 炙草二钱 水煎；肉桂末二钱 二次冲服。

自按：此病脉证均呈阴象、显系阴证。与水涸火升，风阳上扰者，不可同日而语，此须详细鉴别，不容混淆。

十五、五官门

阳衰目昏

患者: 胡××　女　三十七岁　修水人。

症状: 一九五三年秋，突然前额挟头顶疼痛、两目昏矇、视物模糊、脉弱无力、右尺更甚、舌苔薄白。

诊断；脾肾阳虚，浊阴上犯，是为纯阴无阳之候。

疗法: 议用附桂理中汤，益火之源，以消荫翳。

附片八钱　肉桂二钱　党参四钱　白术四钱　干姜三钱　炙甘草二钱　天麻三钱　水煎服。一剂病减，连服十剂而愈。

自按: 阴云四合，则爝火无光；离照当空，则群阴毕退。陈修园曰:“眼科名目愈多，则治法愈乱，祗宜辨别阴虚阳虚，则赅之矣”。真所谓知其要者一言而终也。

鼻鼽

患者：邓×× 女 四十二岁 萍乡人。

症状：一九五六年夏，头顶昏疼、鼻鼽流涕、不闻香臭、脉象浮紧、舌苔白腻。

诊断：是乃风寒袭肺，肺气壅滞，清窍不利所致。

疗法：议用辛温宣窍法，以苍耳散主之。

炒苍耳三钱 苏薄荷钱半 香白芷二钱 防风钱半 北辛夷钱半 西藁本钱半 北细辛一钱 荷叶一角 水煎，饭后服。数剂见效；

续用本方，以荜澄茄、荆芥穗、苦丁茶等加减出入，二十剂而愈。

自按：肺开窍于鼻，以辨别香臭。风寒外袭，肺气窒塞，故鼻鼽、流涕，头顶昏疼。当风寒尚未化热，祇宜辛散温通；若郁热化火，又当辛凉清宣矣。

肺热鼻衄

（一）

患者：杨×× 男 二十岁 萍乡人。

症状；每至夏令，鼻衄如泉涌、舌苔黄白、脉象浮洪兼紧。

诊断：肺经郁热，追血上行。

疗法：治以苦辛凉润，清宣肺气法，以人参泻肺汤加味主之。

洋参二钱 麦门冬三钱 枯黄芩二钱 黑山枝三钱 桑白皮四钱 木通三钱 黑荆芥二钱 黑蒲黄二钱 甘草一钱 白茅根五钱 炒香附二钱 水煎服。四剂而愈。

自按：夏属火令，阳气上浮，素禀阴虚，火易动扰，火刑肺金，上扰阳络，故每至夏令则鼻孔流血，治以辛苦清宣而效。

（二）

患者：杨×× 男 十二岁 萍乡人。

症状：一九五三年仲春，咳嗽频繁、鼻衄不止、口臭气促、溺短而赤、脉象浮洪、舌赤苔黄。

诊断：温邪犯肺，肃降失职，热伤血络，上溢清窍。

疗法：主以清降法，以泻白散合生地黄饮子治之。

桑白皮四钱 地骨皮三钱 杏仁三钱 浙贝母三钱 生地黄四钱 麦门冬三钱 山栀仁三钱 茅根八钱 侧柏叶四钱 水煎服。三剂好转，十剂痊愈。

自按：衄血多由火邪妄动，迫血逆流。然有六淫五志之别，临床当从脉辨证之法加以分析；更于三因属性、时间久暂，以及血色之鲜黯浓淡以区别之。则治衄无余韵矣。

胃热鼻衄

（一）

患者：杨×× 男 二十岁 萍乡人。

症状：素患鼻衄，每至夏令，辄鼻孔出血、溢如涌泉、不可遏止、脉象浮洪有力、舌苔黄白。

诊断：阴虚阳亢、火载血升。

疗法：予以滋阴降火法，以玉女煎加味治之。

生地五钱 麦门冬四钱 知母二钱 泽泻二钱 生石膏八钱 怀牛膝三钱 茅根一两以上水煎；另取甘蔗汁一杯和服。连服六剂，衄止脉平。

自按：经云，“阳络伤则血外溢，血外溢则衄血。”叶天士以阳络伤责之于胃，胃热壅盛，加以时令之火，载血上溢。介宾玉女煎清胃热而养胃阴，降火折冲，血得下行，故衄血止，而脉自平矣。

（二）

患者： 杨×× 男 三十七岁 萍乡人。

症状： 一九三四年春初，壮热烦渴、头疼眩晕、口臭、气促、鼻衄如涌泉、脉象浮洪，舌苔黄糙。

诊断： 胃火上炎，迫血上溢。

疗法： 议用清胃育阴法，以玉女煎加味治之。

生石膏一两 生地黄六钱 知母四钱 麦门冬三钱 怀牛膝三钱 炒大黄三钱 黑荆芥二钱 茅根八钱 水煎服。四剂衄止；十剂痊愈；改进知柏地黄丸收功。

自按： 冬不藏精，春必病温。温热以阳明为出路，胃热炽盛，阳络乃伤，血从上溢。以玉女煎养阴清热，再加茅根、黑荆芥、炒大黄之凉血降火，所以取效。后之用知柏六味，是从育阴降火着眼。

口糜

患者： 张×× 女 三十岁 萍乡人。

症状： 口舌破烂灼痛、恶热喜冷；肛起疮疹、痛痒交集、便燥出血、舌色深红、脉象数疾。

诊断： 惯嗜煎煿，胃热郁极化火，上逼口腔，下移大肠。

疗法：予滋阴降火，凉血清热法主之。

生地黄六钱 元参四钱 侧柏叶三钱 金石斛三钱 赤芍二钱 茵陈三钱 甘草二钱 水煎服。服四剂口腔即愈；惟肛痒出血如故；后以原法加减治之。

生地黄六钱 丹皮三钱 赤芍三钱 紫草二钱 刺猬皮三钱 荆芥二钱 玉竹四钱 水煎服。又服四剂痊愈。

按：火性炎上，胃火郁蒸，故口糜舌烂，胃肠相连，移热大肠，则肛门生疮疹。方用滋阴降火，凉血清热，上下兼顾，故获速效。

风火牙痛

患者：陈×× 女 三十一岁 萍乡人。

症状：牙龈肿痛、恶热喜冷、脉象浮洪、舌苔黄干。

诊断：恣啖煎煿，引动阳明风火上炎。

疗法：主以祛风泻火法。

生石膏一两 炒升麻一钱 荆芥二钱 薄荷一钱 山栀仁三钱 连翘三钱 天葵子三钱 水煎服。连服三剂，牙龈肿痛均减，但舌绛无津，呈阴虚之象，改用玉女煎加味。

生地黄四钱 麦门冬三钱 知母三钱 生石膏八钱 怀牛

膝三钱　薄荷一钱　刺蒺藜三钱　生甘草一钱　水煎服。后去薄荷、蒺藜；再加丹皮、赤芍、骨碎补，先后八剂，诸证消失。

自按；齿为肾所主，龈为胃所属。阳明、少阴火亢，予以加味玉女煎颇合病机。

湿热牙痛

患者：姚××　男　四十岁　萍乡人。

症状：一九三四年仲夏，右侧上腭臼齿摇动、阵阵剧疼、牙床红肿、大便泄泻，一月数发，发时辄两症并作；小便短赤，缠绵半月；舌苔黄白、脉象轻举无力、重按隐隐有数象。

诊断：体丰嗜酒，湿热素盛，蓄积肠胃，一经外邪触动，则上升为牙痛，下行而作泄泻。

疗法：议予清胃泻热法。以加减清胃散治之。

川黄连一钱　生地黄五钱　丹皮二钱　生石膏八钱　怀牛膝二钱　木通二钱　车前仁二钱　葛花三钱　甘草一钱　水煎服。四剂痊愈。

自按：泻热利湿，中焦清澈，则上下宁谧，诸恙悉安。

肾虚牙痛

患者： 陈 × × 男 三十二岁 萍乡人。

症状： 一九三三年冬，齿牙摇动、疼痛不已，伴有腰部酸痛，不能转侧，夜间更剧；脉象虚弱、舌绛无苔。

诊断： 水亏火炽、虚阳上浮。

疗法： 主以补肾坚骨，镇纳浮阳之法。

熟地黄五钱 怀牛膝三钱 骨碎补三钱 关蒺藜三钱 杜仲四钱 补骨脂三钱 天葵子二钱 北细辛一钱 川黄柏一钱 水煎服。一剂疼减，四剂痊愈。

自按： 经云，“肾苦燥，急食辛以润之；肾欲坚，急食苦以坚之。”爰宗此旨。

阴虚喉痛

患者： 罗 × × 男 三十六岁 萍乡人。

症状： 咽喉疼痛、日轻夜重、干燥无津、饮食不下，四肢疲倦、神气衰减、大便燥结、脉象沉数、舌绛苔少。

诊断： 阴虚阳亢，水不上承，更以恣食炙煿，无根之火上浮。

疗法：议以加减甘露饮，清宣上中二焦之火。

生地黄八钱 金石斛六钱 茵陈三钱 枇杷叶二钱 怀牛膝三钱 山豆根二钱 薄荷一钱 甘草二钱 胖大海三钱 水煎服。

服四剂喉痛减轻，舌润津回，大便通利，改用“壮水之主，以制阳光”之法，以玄麦地黄汤治之。

玄参六钱 麦门冬三钱 干地黄八钱 丹皮三钱 怀牛膝三钱 淮山药二钱 云茯苓二钱 山茱萸二钱 泽泻二钱 西藏青果三钱 水煎服。

连服四剂，喉痛初痊；复见手足痛痹，妨于举动。盖血虚生热，血热生风，所谓“经热则痹也”。予柔润息风法主之。

生地黄六钱 白芍四钱 秦艽三钱 桑枝四钱 忍冬藤三钱 海风藤二钱 刺蒺藜三钱 怀牛膝二钱 甘草二钱 水煎服。四剂痛痹痊愈。

自按：证本阴亏，故喉痛初愈，转为痛痹，仍属血热生风，因而采取甘凉柔润，清热息风之法，均能应手取效。

十六、胸痹门

（一）

患者： 王×× 女 三十五岁 萍乡人。

症状： 一九三八年秋，胸中满闷、心痛彻背、上气喘急、呼吸困难、大便不利、脉象沉滑、舌苔白腻。

诊断；浊阴逆行，气壅上焦，腑阳阻滞，升降不利。

疗法： 主以通阳泄浊法，以括蒌薤白半夏汤加味治之，四剂而愈。

括蒌实三钱 薤白二钱 法半夏二钱 枳实钱半 杏仁泥二钱 桂枝钱半 橘皮一钱 水煎服。

自按： 胸痹心痛，责在胸中阳微，气不宣畅。仲景以通阳为主，复其上焦之阳，则浊阴自降。其与诸泻心之用苦寒泄降者有别。临床当细辨之。

（二）

患者： 刘×× 男 三十六岁 萍乡人。

症状： 一九四八年秋，胸中闭塞、心痛彻背、背痛彻心、气逆痞满、四肢无力、脉象沉迟、舌苔薄白。

诊断： 上焦之清阳不宣，中焦之浊阴上逆。

疗法： 主以宣畅心阳、通降胃浊之法，用加味枳实括蒌薤白桂枝汤主之。

附片三钱 桂枝二钱 茯苓四钱 法半夏二钱 枳实二钱 括蒌实一枚 薤白三钱 生姜三片 水煎服。一剂见效，四剂痊愈。

自按：此证由于阳不舒宣，浊阴弥漫，故用通阳散结，和胃降逆之法获效。

（三）

患者：廖×× 六十岁 女 萍乡人。

症状：气上撞胸、心中疼热、呕吐酸苦、口渴饮冷、心烦不眠、四肢厥冷、二便不利。历时数月，屡治不愈。脉象虚软弦细，舌苔边白中黄。

诊断：厥阴、少阳同病，胆有火而肝有寒，寒火搏结，不通则痛。

疗法：议用辛通苦降法，仿仲景乌梅丸之制。

川椒二钱 附片四钱 肉桂一钱 细辛七分 党参三钱 泡姜一钱 当归三钱 黄连一钱 黄柏一钱 乌梅二钱 吴茱萸二钱 水煎服。

二剂诸证减轻；仍宗原意增损，数剂而安。

党参四钱 附片三钱 肉桂一钱 泡姜一钱 川椒二钱 乌梅二钱 当归三钱 左金丸一钱 水煎服。

自按：此证寒热错杂，故寒热并用，以除错杂之邪。

十七、肺痈门

患者：邓×× 男 三十八岁 萍乡人。

症状：一九二八年仲春，忽然恶寒战栗，自觉胸部隐痛，渐至咳逆上气。声音嘶哑、咯腥臭浊痰，间带血丝。口舌干燥、胃不思纳，延至夏初，喉头梗塞，水浆难入，日夜不能安枕。大便秘结、颧赤唇燥、舌苔黄厚、脉象浮滑弦数有力。

诊断：内伏燥热，外冒新寒，内外郁蒸，壅滞肺窍，积毒成痈。

疗法：议用清宣金脏法，以安肺桔梗汤加减主之。

瓜蒌仁四钱 桑白皮三钱 桔梗二钱 象贝母三钱 牛蒡子二钱 旋复花钱半 杏仁三钱 枯黄芩三钱 凌霄花四钱 粉甘草一钱 水煎服。

连服四剂，左脉转弱；右寸独大。症见舌干咽燥；改予清痰降火，解毒排脓之法。

生石膏八钱 凌霄花四钱 马兜铃一钱 麦门冬四钱 枇杷叶二钱 瓜蒌仁四钱 苦杏仁三钱 苇茎四钱 郁金二钱 甘草一钱 水煎服。

连服四剂，臭痰、咳嗽均减，脉转和缓，津回舌润；惟早晚仍有痰喘。乃肺燥未清，议理上焦、清络热，渗湿除痰，以苇茎汤合泻白散主之。

生苡米五钱　苇茎五钱　瓜蒌仁三钱　浮海石二钱　地骨皮三钱　桑白皮四钱　天门冬三钱　金银花三钱　滑石三钱　桃仁钱半　甘草一钱　水煎服。

连服六剂咳痰轻减、声音恢复、知饥进食、二便清利、脉转正常；再予祛痰利气补络之法。

沙参四钱　茯苓六钱　苡米四钱　法半夏钱半　陈皮钱半　瓜蒌皮二钱　苏子钱半　白菓肉二钱　白芨三钱　甘草一钱　水煎服。服药六剂，逐渐康复。

自按：肺体娇柔，恶热恶寒，浸润日久，蕴毒成痈。所以初议清宣肺气；继以排脓解毒，终以平补收功。古称："肺痈始萌可治，脓成则危。"此例药合病机，卒能化险为夷。

十八、咳喘门

火咳

患者：丁×× 男 二十七岁 萍乡人。

症状：一九四一年仲夏，呛咳带血、面赤口苦、胸中痞痛，状知结胸。舌苔白厚、干燥、有朱点。脉象洪数有力。

诊断：夏火司令，肺感时邪，火热刑金，失于清肃。

疗法：议用苦寒直折法，以三黄泻心汤加味主之。

炒黄连一钱 淡黄芩钱半 焦栀仁三钱 杏仁三钱 瓜蒌皮三钱 川贝母二钱 淡干姜五分 六剂而平。

自按：肺为娇脏，最恶火克，火性炎上，肺当共冲。故仿仲景泻心汤意。泻火即可以保肺；佐以干姜者，苦降而兼辛开，则火不格拒，亦反佐之旨也。

燥咳

（一）

患者：周××　男　三十二岁　萍乡人

症状：一九三三年仲秋，呛咳甚剧、有时痰中带血声音嘶哑、大便燥结、脉象细数、舌苔干燥。

诊断：燥邪伤及肺阴，医作痨治益剧；舍脉从症，参合时令辨析，病因属燥，非损证也。

疗法：议用清宣滋润法。

杏仁二钱　连翘二钱　薄荷一钱半　桑叶二钱　菊花二钱　桔梗钱半　玉竹五钱　天门冬三钱　瓜蒌仁三钱　紫苑二钱　牛蒡子二钱　生甘草一钱　水煎服。

四剂减轻；原方去连翘、菊花、牛蒡、桑叶；加马兜铃一钱、芦根四钱、冬瓜子二钱，六剂痊愈。

自按：素问曰："燥化于天，热反胜之，治以辛凉，佐以苦甘"。喻嘉言及叶天士皆有"燥气化火"之论，药用辛凉甘润，今本此旨。

（二）

患者：昌××　女　二十一岁　萍乡人。

症状：仲秋，咳嗽气促、唾如胶漆、咽干舌燥、便秘溺赤、六脉沉细虚数、苔黄而有朱点。

诊断：燥热伤肺、蒸灼津液成痰，阻碍气机，窒塞升降；加以久进辛温，益助燥热；肺为娇脏，岂耐温燥之劫烁。

疗法：议用清燥救肺法、以防损怯。

玉竹四钱 麦门冬三钱 枇杷叶二钱 桑叶二钱 生石膏三钱 旋复花一钱半 川贝母二钱 阿胶二钱 甘草一钱 黑芝麻一钱半 水煎服。

服六剂咳嗽减轻、舌苔退、脉不数；改投沙参麦冬饮治之。

沙参三钱 玉竹三钱 杭麦冬二钱 扁豆二钱 桑叶二钱 地骨皮二钱 甘草一钱 又六剂而痊。

自按：内经略于燥气，惟“诸气膹郁、皆属于肺”一节，即肺燥也。喻嘉言因创清燥救肺汤、以治燥热咳嗽；取甘凉滋润，清养肺胃之阴，俾金气不孤，治节有权。喻氏创获为后世所宗。

（三）

患者：苏×× 女 六十四岁 萍乡人。

症状：一九六三年季夏，呛咳上气，声嘶嗌干、痰中夹血，日轻夜重。倚息不得卧，伴有头剧痛、大便难，历时月余。脉象两尺虚濇、寸关俱大、舌绛津少、食欲不振。

诊断：风热郁久化燥，肺失清肃之令。

疗法：叶香岩以上燥治气，下燥治血立法，兹师其意。

沙参四钱 天门冬三钱 麦门冬三钱 瓜蒌仁三钱 杏仁三钱 紫苑三钱 枇杷叶三钱 桑叶二钱 菊花二钱 生甘草一钱 水煎服。

服三剂后，头痛止、咳嗽减、可安枕卧、知饥加餐、已得更衣；按原法加减主之。

北沙参四钱 淮山药三钱 天门冬三钱 牛蒡子二钱 百部二钱 黑芝麻三钱 杏仁二钱 苏子二钱 瓜蒌实三钱 生甘草一钱 水煎服。

连服四剂，咳减十分之七，痰中血净、大便通畅、脉象冲和、舌润津生、夜能安卧；改投补土生金，养营滋燥之品善后。

玉竹四钱 生地黄三钱 天门冬三钱 淮山药三钱 牛蒡子二钱 茯苓三钱 紫苑二钱 料豆衣二钱 当归三钱 白芍三钱 水煎服。

自按：风热灼伤气分，津液不布，郁而生燥水精不下，故便结如栗，治以清肃上焦，则肺窍得开，而大便自行；源头得清而末流亦洁矣。

肾虚喘咳

（一）

患者：许×× 女 六十岁 萍乡人。

症状：五、六年来，久咳不愈，最近咳嗽甚剧、短气不足以息、食减神疲、二便清利、舌苔淡红无津、脉象虚弱无力。

诊断：肺肾两虚、肾不纳气。

疗法：从肺肾子母相生论治。

淮山药六钱 云茯苓三钱 北沙参三钱 胡桃肉四钱 枸杞三钱 炙紫菀二钱 款冬花二钱 炙甘草二钱 熟地黄四钱 水煎服。

六剂，咳嗽减轻，再予六味地黄汤加味治之。

熟地黄六钱 山萸肉三钱 丹皮二钱 淮山药四钱 云茯苓二钱 泽泻二钱 蛤蚧一对 枸杞四钱 胡桃肉三钱 款冬花三钱 水煎服。

匝月之间，连服二十余剂，恢复健康。

自按：高年肺肾两虚，久咳当清肺滋肾。所谓子母相生，上下兼顾是也。

（二）

患者：李×× 男 四十二岁 萍乡人。

症状：一九三九年春，气短不能接续、频吐白沫、掌心发热、下肢骨节疼痛，舌苔白腻，脉沉而弱。

诊断：下元衰惫，肾气不纳。

疗法：议用加味金匮肾气丸，以温肾纳气。

淮山药四钱 云茯苓四钱 熟地黄八钱 山萸肉三钱 丹皮二钱 泽泻二钱 五味子一钱 怀牛膝三钱 附片三钱 肉桂一钱 水煎服。十剂而安。

自按：喘分虚实：实喘在肺；虚喘在肾。实喘气粗，因于外感；虚喘气短，由于内伤。仲景以饮家多兼短气，所谓“短气有微饮。”外饮治脾，以苓桂术甘汤主之；内饮治肾，以肾气丸主之。内饮系肾虚水泛，故用肾气丸之摄纳；外饮则为土不制水，故用苓桂术甘之温运。本例频吐白沫，自属饮家，而为内饮无疑。

痰喘

（一）

患者：刘×× 男 六十三岁 萍乡人。

症状：咳嗽上气，张口抬肩，气道奔迫，喘息不得仰卧；痰涎黏滞，不易咯出;大便不利、脉象浮滑、舌苔白腻。

诊断：内伏寒饮，外感风寒，内外合邪，壅塞肺窍。

疗法：主以疏利肺气，祛痰定喘法，以加减射干麻黄汤主之。

麻黄一钱 杏仁三钱 射干二钱 象贝母三钱 桑皮三钱 瓜蒌仁三钱 厚朴二钱 茯苓四钱 苏子二钱 粉甘草一钱 水煎服。

服四剂病愈七八；改投麻杏二陈汤四剂而安。

茯苓四钱 法半夏一钱 陈皮二钱 杏仁三钱 麻黄一钱 苏子三钱 甘草一钱 生姜三片 水煎服。

自按：喘症在肺为实，在肾为虚。此病在肺、是为实喘。倘辨证不明，虚实混淆，则实实虚虚，祸不旋踵。

（二）

患者：陈 × × 女 四十六岁 萍乡人。

症状：一九二八年冬，上气喘息、咳嗽、唾白色痰、胸结不开、头晕体倦、自汗如珠、饥不欲食、大便不利、脉象浮滑、舌苔白腻。

诊断：痰饮素盛、外感诱发。脉浮为风、脉滑为痰，脉证合参、乃风痰壅滞肺窍、阻塞气机升降、清肃之令不行所致。

疗法：予利气祛痰，止咳定喘法。以加味导痰汤主之。

茯苓四钱 法半夏二钱 陈皮二钱 制南星一钱半 炒枳实二钱 瓜蒌仁三钱 杏仁三钱 厚朴二钱 苏子三钱 甘草一钱 水煎服。

服五剂，痰喘稍减，但心中嘈杂、梦呓、耳鸣、仍步原方进治。

茯苓四钱 法半夏二钱 陈皮二钱 制南星一钱半 炒枳实一钱半 郁金一钱半 远志一钱半 菖蒲一钱半 左金丸二钱（汤送）甘草一钱 水煎服。

服四剂各证已罢；改投加味六君子汤、以补气理脾、祛痰涤饮、调理而痊。

党参三钱 白术四钱 茯苓四钱 法半夏二钱 橘红二钱 苏子二钱 五味子一钱 细辛七分 泡干姜八分 炙甘草一钱 水煎服。

自按：脾为生痰之源，肺为贮痰之器，脾阳不运，则水谷不化精微，而尽化为痰；肺失肃降治节之权，痰饮侵入，阻塞升降，以致金实则鸣、作喘作咳。初用导痰利气，以折其标；后用补气理脾，以治其本。

十九、血证门

胃热吐血

患者: 刘×× 男 十四岁 萍乡人。

症状: 一九三八年冬杪，突然吐血如倾，夹杂食物残渣，午后潮热。腹部疼痛、溺赤便难、脉象洪大而数、舌苔黄厚干燥。

诊断: 口腹不慎，过食煎煿，火郁于内，血热沸腾。

疗法: 主以苦降，佐以化瘀之法。

生地黄四钱 川牛膝三钱 生石膏八钱 竹茹三钱 仙鹤草三钱 芦根四钱 黑山枝三钱 瓜蒌仁四钱 茅根四钱 藕节三钱 伏龙肝二两 煎汤代水 加韭汁一匙冲服。

四剂吐血减轻、潮热不作、脉亦稍静；再予清络止血法。

生地黄四钱 玄参三钱 芦根一两 梨汁一两 金石斛三钱 蔗汁一两 茯神四钱 甘草二钱 水煎服。连服六剂而安。

自按: 胃中郁火，逼血奔腾，初用苦降，继进清宣，后投甘润，秩序井然。

阳虚吐血

（一）

患者： 李×× 男 二十五岁 萍乡人。

症状： 一九三二年春，吐血盈碗盈盆、咳嗽气促、神衰肢厥、颜面苍白、脉象沉细、舌淡苔白，有厥脱之势。

诊断： 由于体气衰弱，脾不能统，肝不能藏，更加情绪怫郁所致。

疗法： 议用温摄法，以甘草干姜汤加味治之。

黑姜炭二钱 炙甘草二钱 当归三钱 五味子二钱 黑荆芥三钱 沉香一钱 水煎服。

二剂出血势缓，神情转佳；改用镇阴煎加味。

附片三钱 肉桂一钱 熟地黄三钱 泽泻二钱 怀牛膝二钱 侧柏叶二钱 炙甘草一钱 水煎。童便一盏 兑服。

服药四剂，吐血已止，仍咳嗽气促，予加味理中汤，以补脾理肺。

附片三钱 党参二钱 白术二钱 干姜五分 阿胶三钱 麦门冬二钱 白前二钱 桑皮三钱 炙甘草一钱五分 代赭石

四钱 水煎服。

服四剂，血不复吐，咳嗽气促亦止。

自按：前人谓，“阳虚者阴必走”。盖阴阳互根，不可须臾相离。上列三方，均从扶阳摄阴着眼。

（二）

患者：曾×× 男 三十岁 萍乡人。

症状：一九五二年春杪，吐血倾盆，势不可遏，气喘自汗、四肢厥逆、颜面苍白、神昏欲脱、脉沉细迟，舌淡苔薄。

诊断：下焦阳虚，龙不守宅，阴火奔腾，冲气上逆。

疗法：仿景岳理阴煎意，扶阳以摄阴，滋阴以恋阳，并用平逆镇冲之法。

制附片五钱 肉桂片一钱 熟地黄五钱 秦当归三钱 炮姜炭钱半 怀牛膝二钱 生钉头赭石五钱 水煎成汤，停冷服。一剂血止；四剂痊愈。继予异功散加归芍炮姜调理而安。

自按：龙火者阴火也，不可以苦寒直折；宜以温肾之药，从其性而归之，则龙安其宅，火自归原。附、桂、归、地均为温肾之药。下焦阴火，必挟冲脉以上逆，故兼以代赭、牛膝之平逆镇冲。中焦脾胃为下焦之屏蔽。喻嘉言曰“土厚则浊阴不升”。尤在泾亦谓“土厚则阴火自敛”。故善后之用异功散者，本诸此旨，亦“血证以胃药收功”之义也。

（三）

患者：刘×× 男 二十八岁 萍乡人。

症状：一九四六年秋，突然吐血，一连数十口，其色不鲜。神昏、自汗、少气懒言、肢冷、脉象迟缓、舌苔薄白、二便清利。

诊断：真阳不足，血为寒凝，络裂外溢，不得归经。

疗法：主以温经摄血，引血归经之法，用附子理中汤加味治之。

附片四钱 白术三钱 红参三钱 炮姜炭二钱 黑荆芥二钱 炙甘草一钱 竹茹三钱 水煎加童便一杯兑服。连服三剂，血止、肢温；改投归芍异功散温养善后。

党参三钱 白术三钱 茯苓二钱 陈皮钱半 当归二钱 白芍二钱 炙甘草一钱 五味子一钱 水煎服。

自按：先哲谓虚寒吐血“用热药其血自止”。故此症祇宜辛温摄血，甘温养血，切忌寒凉降火，戕伐胃中生生之气。

二〇、虚损 痨瘵门

（一）

患者：孙×× 女 四十岁 萍乡人。

症状：头昏、心悸、气短神衰、四肢困惫、筋骨酸软、虚烦失眠、多梦、盗汗、食欲不振、经闭、便秘。卧病床第、缠绵经年。血不华色、颜面苍白、六脉微弱无力、舌苔薄白。

诊断：生育过多，操劳过度，食少事繁，心脾交损。

疗法：宗内经“损者益之，劳者温之”之意，以补益心脾，温养气血为主，用圣愈汤合四乌贼骨一虑茹丸加味主之。

炙黄芪三钱 炙党参三钱 当归三钱 熟地黄三钱 炒枣仁四钱 柏子仁三钱 川芎二钱 酒白芍三钱 乌贼骨四钱 茜草根一钱 水煎服。六剂，精神好转，心悸稍平、再予加味当归补血汤。

炙黄芪六钱 当归三钱 炒枣仁五钱 柏子仁三钱 浮小麦四钱 淡苁蓉三钱 鸡血藤胶四钱 水煎服。

连服四剂，精神疲倦，有时失眠，脉虚无力；又予八珍汤治之。

党参四钱 白术三钱 茯神三钱 熟地黄四钱 当归身四钱 川芎一钱五分 白芍三钱 炙甘草二钱 水煎服。

八剂，神气清爽，举动自如，稍能料理家务；再进加味归脾汤。

黄芪六钱 党参四钱 白术三钱 茯神三钱 当归三钱 炒枣仁四钱 远志一钱五分 天麻二钱 广木香一钱 炙甘草一钱 桂圆肉五钱 水煎服十剂；改予人参养荣汤。

黄芪六钱 党参四钱 白术四钱 茯苓三钱 熟地黄四钱 当归三钱 酒白芍三钱 远志一钱五分 陈皮一钱 五味子一钱 大枣四枚 生姜三片 水煎服十剂；继进养心汤。

黄芪八钱 党参五钱 茯神四钱 当归四钱 柏子仁三钱 远志一钱五分 五味子一钱 半夏曲二钱 肉桂七分 炙甘草一钱 炒枣仁四钱 东阿胶四钱 水煎连服六剂，

诸证大为减轻，但仍精神倦怠，少气懒言；乃予十全大补汤主之。

黄芪八钱 党参六钱 白术四钱 云苓三钱 当归六钱 熟地六钱 酒芍三钱 川芎二钱 炙甘草二钱 肉桂末一钱（冲）水煎服六剂。

经云，“阴平阳秘、精神乃治”。兹宗此旨使复平秘之常。予河车大造丸两料、半年后经水复来，恢复健康。

紫河车一具 淡苁蓉一两 熟地黄二两 生地黄一两五

钱 天门冬一两 当归一两 枸杞二两 淮牛膝一两 五味子八钱 川黄柏五钱 锁阳一两 杜仲一两 共研细末，炼蜜为丸，每服三钱，开水送下。

自按：此证由于身心过度劳瘁，积虚为劳，积劳成损。内经：“二阳之病发心脾，为女子不月，传为风消，传为息贲”者，正此之谓。因宗内经：“劳者温之、损者益之”之旨始终以补益心脾，温养气血为主，然先天之本在肾，后天之本在脾。在心脾之虚损得复之后，尤当照顾先天之肾，故最后以河车大造丸收功。

（二）

患者：黄×× 男 三十岁 东乡县人。

症状：一九二九年春月，头晕目眩、脑涨、耳鸣、心悸盗汗、胸、背、小腹胀满、妄梦遗精、大便时薄时闭、形体羸瘦、精神痿靡、胃纳不健、脉象弦软，舌净苔薄。

诊断：先天禀赋不足，后天戕伐太过，心脾肾交亏，上中下俱损。

疗法：议用调补心肾，佐以醒脾健胃之法。

党参四钱 茯神三钱 炒枣仁八钱 炙甘草一钱 熟地黄四钱 淮山药三钱 龙齿六钱 牡蛎六钱 琥珀六分 神曲三钱 广木香一钱 水煎连服十二剂，各证减轻；继而议用膏方长服。嗣后函告，诸恙悉平。

前方加十倍，再加莲子肉四两 紫河车四两 柏子仁二两 菟丝子三两 枸杞四两 沙苑蒺藜三两 天麻一两 山萸肉三两 以河水浓熬四次，用纱布滤去渣滓；再煎数沸，加冰糖五斤，熬炼收膏，瓷罐贮之；饭后开水冲服一大匙、日服三次。

自按：心肾不交，水火失调，交通心肾，调剂水火，固矣。须知虚损之疾，从上损下或从下损上，过于中者不治，中者脾胃也。本案心肾交亏，损及脾胃，叶天士曰："上下交损，当治其中"故调补心肾外，佐以醒脾健胃，亦即脾交心肾，全赖中土为之旋运之谓。

（三）

患者：胡×× 女 四十五岁 萍乡人。

症状：头目眩晕、心悸不宁、四肢倦怠、腰臀酸胀、精神衰竭、食欲减退，肌肉消瘦，经来量少、脉象涩弱、舌淡苔薄。

诊断：纳少运迟，化源衰竭，由心肾损及中焦。

疗法：脾为后天之本，上下交损，当建其中，议用归脾汤治之。

黄芪五钱 石柱参二钱 白术三钱 茯神三钱 当归四钱 炒枣仁四钱 远志一钱 木香一钱 炙甘草二钱 龙眼肉三钱

水煎服。服后颇合机宜，连服四十剂，各证痊愈，恢复健康。

自按：经言："精气夺则虚"。盖精气内夺，则积虚成损，损证过脾，法在不治。以脾胃为精气生化之源，后天之本，此证急宜培补后天，使化源得振，则万物滋生，百体从命矣。

（四）

患者：林××　女　二十九岁　萍乡人。

症状：一九五三年夏杪，月信不至、潮热盗汗、咳嗽气促、颧红肌瘦、咽干口渴、食欲不振、大便燥结、脉象沉数、舌绛苔少。

诊断：阴涸于下，火炎于上，化源衰竭、金失涵濡。

疗法：议以滋水清金，培育化源为治。

生地黄六钱　麦门冬三钱　川贝母三钱　白芍三钱　丹皮二钱　地骨皮四钱　桑白皮二钱　杏仁二钱　粉甘草一钱　糯稻根须一两　水煎服。连服六剂，各证均减；原方去丹皮，加淮山药四钱、谷芽四钱。继进十剂，后用四君合六味丸培补脾肾而安。

自按：绮石先生曰："治虚有三本，肺脾肾是也。肺为五脏之天，脾为百骸之母，肾为性命之根。治肺治肾治脾、治虚之道毕矣”。本案先以清金保肺，继以培补脾肾，虽从三脏论治，但主次有别。当其炎火乘金，自以清金保肺为急；迨至火势稍戢，又当培育化源。是亦急则治其标，缓则治其本之义。

（五）

患者：廖××　男　三十五岁　南昌人。

症状：一九五九年孟秋就诊。自诉左上胸部痞痛、频唾白沫、食欲不振、睡眠不酣、精神萎靡、四肢困乏、有时梦遗，尤易外感，一经感冒，辄作腹泻。一九五五年曾患肺痨咯血；一九五九年四月，在上海×医院检查为胃下垂。手术切除后，体重顿减、羸弱益甚，脉虚无力、舌绛苔少。

诊断：病起于肺，肺主皮毛，卫外为固。肺损则招至外感，上损及中、而至于胃、胃病累脾，则健运无权，纳谷少而仓廪虚，化源不足，则五官百体，均失荫庇矣。

疗法：议用补土生金之法。

太子参五钱　漂白术三钱　淮山药四钱　莲子肉四钱　抱茯神三钱　冬虫夏草二钱　制百部三钱　橘络二钱　谷芽四钱　炙甘草二钱　水煎服。连服二十剂，食欲、体重增加；四十剂神气充足，能任劳动。

自按：上损及中，子母交困，虚则补其母，故采用补土以生金之法，脾土既能健运，则肺金生化自有来源。

痨瘵

（一）

患者：陈×× 男 三十八岁 萍乡人。

症状：咳嗽、气喘、唾浓痰、午后潮热、盗汗、面色苍白、失眠、梦泄、倦怠少食、脉象微细歇止、舌苔薄净。

诊断：酒色过度，精血内夺，从下损上，累及中焦。

疗法：议用养阴维阳法、予仲景复脉汤主之。

炙甘草四钱 桂枝一钱 生姜一钱 西党参三钱 麦门冬二钱 火麻仁三钱 生地黄三钱 大枣五枚 阿胶三钱 水煎服。

服药八剂，稍有进步，脉转流利；予加味小建中汤。

白芍六钱 桂枝二钱 白薇三钱 生龙骨八钱 生牡蛎八钱 炙甘草二钱 大枣四枚 生姜二片。

水煎去渣，纳饴糖一两，冲服。八剂，诸证大减，食欲即增；议用张氏来复汤加山药，调养数月，精神康复。

山茱肉一两 生龙骨八钱 生牡蛎八钱 生白芍四钱 台党参四钱 炙甘草二钱 生淮山药四钱 水煎服。

自按：难经云，“损其肾者益其精，损其肺者益其气，损其脾者调其饮食，适其寒温。”五脏之损，各有治法。然而仲景于虚劳诸不足，不出建中一法。喻嘉言曰：“细会仲景金匮之义，谓精生于谷，谷入少而不生其血，血自不能化精。内经于精不足者，调之以味，味者五谷之味也。调以味而节其劳、则积贮渐富，大命不倾也”。盖饮食增而津渐旺，充血生精，真阴得复，正不必亟亟以血肉脂膏，或滋腻重浊之直接填精也。生生子曰：“治虚劳者，须先健运脾胃，然后徐用本脏补药，则无不成功”此案即本斯旨。

（二）

患者：刘×× 男 二十五岁 萍乡人。

症状：一九四〇年冬吐血、咳嗽、上气、喘促、潮热颧赤，骨蒸盗汗、形容消瘦，脉象弦数，舌绛苔少。

诊断：真阴失守，虚火上炎，火不归原，血不归经，此经所谓“阳络伤则血外溢也”。

疗法：主以调养脾阴法。

生扁豆三钱 生苡米三钱 北沙参四钱 白茯苓二钱 金石斛三钱 地骨皮三钱 生地黄二钱 川贝母三钱 炙甘草一钱 白前根二钱 以上水煎。另以田三七五分——研末兑服。

连服六剂，血已不吐，诸症减轻；前方去田三七，加白芨三钱，继服十剂，各证均见好转，脉和缓，改投四君子汤加味治之。其中人参易以沙参，白术易以山药。服二十剂而痊愈。

北沙参四钱 淮山药三钱 茯苓三钱 金石斛三钱 生地黄五钱 紫苑三钱 白前二钱 白芍三钱 炙甘草一钱 大枣四钱 水煎；另以紫河车粉四钱冲服。

自按：本案阴虚劳损，是乃内经：“风消息贲”之候。虚劳咳嗽，补脾保肺，法当兼行，然脾有生肺之功，肺无助脾之力，补脾要于保肺，但因肺喜清凉，助脾应忌温燥，故权衡病情，以补养脾阴为主，使土能生金，不致脾燥伤肺。此虚劳补土之另一法门、医者所当知也。

（三）

患者：彭×× 女 二十五岁 萍乡人。

症状： 咳嗽、气喘、唾浓痰、骨蒸潮热、盗汗、咽干、喉燥、消瘦不堪、饥不欲食，午前颜面苍白，午后则潮红如丹，两颧更甚，声低息短、少气懒言、脉象细数无伦、舌绛苔少。卧床半年，信水不至。

诊断： 禀赋虚怯，生育过多，更加两次流产，以致血枯经闭，从下损上，内热成痨。

疗法： 议用清金润肺法，予加味泻白散主之。

桑白皮四钱 地骨皮三钱 川贝母二钱 北沙参三钱 天门冬三钱 牛蒡子二钱 百部三钱 知母三钱 白前二钱 甘草一钱 水煎服。

连服六剂，咳嗽稍减；再予加减清骨散治之。

炙鳖甲八钱 知母三钱 银柴胡三钱 青蒿三钱 地骨皮三钱 秦艽二钱 生地黄五钱 桑白皮三钱 川贝母二钱 杏仁二钱 粉甘草一钱 水煎服。

连服六剂，咳嗽潮热，盗汗减退；又改投滋阴润肺，清燥镇咳之法，以加减炙甘草汤主之。

炙甘草四钱 北沙参四钱 麦门冬三钱 生地黄五钱 火麻仁四钱 知母三钱 川贝母二钱 大枣四枚 阿胶四钱 水煎服。

连服八剂，喘咳盗汗大减，但潮热复作，脉象虚数，舌质深绛；仍守原法加减，再进八剂。

炙甘草四钱 北沙参三钱 麦门冬二钱 生地黄三钱 知

母三钱 银柴胡三钱 青蒿三钱 紫苑三钱 百部三钱 阿胶四钱 水煎服。

各证减轻，脉亦不数，大有转机，并能知味加餐；又以滋肺养营之法。

炙甘草四钱 北沙参八钱 天门冬三钱 麦门冬三钱 生地黄五钱 紫苑三钱 柏子仁三钱 当归四钱 银柴胡三钱 地骨皮三钱 阿胶珠四钱 水煎服。各证好转，脉缓，舌润，复议用理阴煎加减主之。

生地黄五钱 熟地黄五钱 天门冬三钱 玉竹三钱 炙鳖甲四钱 青蒿二钱 地骨皮三钱 酒白芍二钱 紫苑三钱 阿胶珠六钱 胡桃肉四钱 水煎服。连服四剂，咳喘已止，食眠俱佳，但间有潮热自汗，脉虚无力，苔薄舌绛，阴尚未复；改用黄芪鳖甲汤加减。

黄芪五钱 炙鳖甲四钱 地骨皮三钱 秦艽一钱五分 浮小麦六钱 淮山药四钱 茯苓三钱 生地黄四钱 银柴胡三钱 知母三钱 杭白芍三钱 水煎服。

连服六剂，热退、神清、汗止、舌淡红、苔薄白、脉虚软，知为邪退正衰；改投加味八珍汤，以气血双补。

党参四钱 白术三钱 茯苓三钱 熟地黄四钱 归身三钱 川芎二钱 白芍三钱 阿胶四钱 冬虫夏草三钱 炙甘草二钱 水煎服。连服二十剂，临床证状，全部消失，但觉精神萎靡不振；复议用归芪建中汤主之。

黄芪六钱 白芍六钱 桂枝二钱 当归三钱 炙甘草二钱 生姜三钱 大枣四枚 煎汤纳饴糖二两，调和温服。连服二十剂。

痨损过甚，久虚难复，自后调补心脾；乃予大剂归脾汤合生脉散二十剂，食欲渐旺，体重渐增，精神好转，半年后，信水复至。

自按：痨瘵内伤，多由脾肾亏损，脾虚则饮食不为肌肤，大肉脱落；肾损则虚火上炎，咳嗽、骨蒸。孙真人以“补脾不若补肾”，许学士以“补肾不若补脾”，各有至理。然滋肾须不妨脾，补脾须不碍肺，务使水升火降，土旺金生，方能挽回重病。本例治法，即师此旨。

（四）

患者：肖×× 女 三十五岁 萍乡人。

症状：一九二八年春杪，发热骨蒸，头目昏花、翳膜遮睛、纳谷减少、形瘦骨立、白带下注，经水七月未行、脉象弦数，一息七八至。舌苔白腻。

诊断：素禀脾虚，内生湿热，不能运化精微，灌溉诸经；更因夫婿亦病瘵死，情怀抑郁，积忧而成。

疗法：主以散郁除蒸，渗湿泻热，俾胞中之水、得以清宁而为经血，以加减逍遥散治之。

当归六钱 白芍四钱 白术三钱 茯苓三钱 柴胡四钱 丹皮二钱 山栀仁二钱 萆薢四钱 车前仁二钱 炙甘草二钱 合欢皮三钱 水煎服四剂，热减神清，饮食增进，仍依原方加减。

当归六钱 白芍四钱 白术三钱 茯苓三钱 银柴胡三钱 地骨皮三钱 丹皮三钱 山栀仁二钱 草决明三钱 谷精草三钱 炙甘草一钱 水煎服十剂，热退带止，视力恢复，稍能步履，脉亦正常；再议以养血调经法，以加味四物汤合四乌贼骨一藘茹丸主之。

当归六钱 酒白芍四钱 干地黄四钱 川芎一钱半 茜草根一钱 鸡肫皮二钱 乌贼骨三钱 茺蔚子三钱 水煎服十剂，病日减轻，逾月泛至，体复健康。

自按：年正五七，天癸之源未绝，其经闭乃发自心脾，病因于忧思郁结，渐至身热骨蒸，予始终坚持散郁除蒸，而更兼顾胃气，俾土德无惭，化源有自，饮食能为肌肤，受气取汁为血，故能于最短期间，得到精神康复，信水来潮。

二一、失眠门

虚烦不眠

患者： 何×× 女 三十二岁 长沙人。

症状： 一九三六年仲冬，因久患失眠，诸药无效。形容消瘦，神气衰减，心烦不寐，多梦纷纭，神魂不安，忽忽如有所失。头晕目眩，食欲不振，脉象弦细，舌呈绛色，两颧微赤。

诊断： 素禀阴虚，营血不足。营虚无以养心，血虚无以养肝，心虚神不内守，肝虚魂失依附，更加虚阳上升，热扰清空所致。

疗法： 议用养心宁神法，以酸枣仁汤增减主之。

北野参三钱 朱茯神四钱 炒枣仁八钱 知母三钱 川芎一钱 珍珠母八钱 百合花三钱 白芍四钱 夜交藤四钱 粉甘草一钱 水煎；另用老虎目睛五分研末冲服。连服十三剂，便能酣卧，精神内守，诸证豁然。

自按： 此虚烦不得眠症也。由于营阴素亏，内热躁扰。故方中用枣仁之酸苦，以泻胸中郁热；知母之苦寒，以滋肾脏之真阴；茯神之甘平而助宁静；川芎之苦辛而主疏达；珍珠母之潜以安魂；老虎目睛之静以定魄；百合花朝开暮合，具昼夜之机宜；夜交藤左右相交，取阴阳之交感；白芍可敛戢肝阳；人参能补益心气；加以甘草协和诸药，俾其水壮金清，而木平火降，神魂不扰，则梦寐安宁。

痰火不眠

患者： 胡×× 女 四十二岁 萍乡人。

症状： 胃中绵绵作痛，得食稍减，温温欲吐，通宵不眠。脉象弦滑、舌苔白腻。

诊断： 痰火中阻，胃失降和。

疗法： 内经云，“胃不和则卧不安，饮以半夏秫米汤，其卧立至”，兹宗其法。

法半夏三钱 北秫米二合 香橼皮二钱 钗石斛二钱 生谷芽四钱 白茯神四钱 甘澜水煎，连服十剂而安。

自按： 胃以降为和，胃失降和，则痰火阻闭，烦扰不宁，以致阳不交阴，阴不涵阳，酿成通宵不寐之证。方用半夏除痰浊，秫米益胃阴，甘澜水激浊扬清，通彻上下，阴阳交通，故其卧立至也。

痰饮不眠

患者: 黄×× 男 四十岁 萍乡人。

症状: 一九四一年春，晨起唾吐涎沫、寐不安席、卒多噩梦、常作惊骇恐怖之状、舌苔白腻，脉象沉滑。

诊断: 心脾气虚，神不守舍，痰饮乘虚袭入，扰乱神明之故。

疗法: 议用温养心脾，祛痰镇怯之法，以加味六君子汤主之。

党参三钱 白术四钱 茯苓六钱 法半夏二钱 陈皮钱半 炒枣仁三钱 建菖蒲钱半 远志钱半 生龙齿四钱 炙甘草一钱 水煎去渣，加生姜汁少许，连服数剂而安，继服二十剂痊愈。

自按: 先哲有云，“脾为生痰之源”。此证由于脾湿不运，壅滞为痰，扰乱心神。故宜温脾利气，镇怯宁心；未可兼用阴柔，以致阴长阳消，脾气愈困也。

二二、消渴门

患者：谢×× 男 四十二岁 萍乡人。

症状：大渴引饮、心悸不宁、小便频数、昼夜无度、脉象沉细、舌净苔少，历时年余。

诊断：火水未济，燥热伤阴，气化不利，津失敷布。

疗法：主以滋润肺肾之法，用加减生津饮治之。

生地黄四钱 熟地黄四钱 天门冬三钱 麦门冬三钱 天花粉三钱 西洋参一钱 北五味一钱 粉葛根二钱 甘草一钱 淡竹叶一钱 水煎服。

服药十剂，渴减尿少，改投六味地黄汤加玄参、麦门冬、五味子，二十剂而安。

熟地黄五钱 山萸肉三钱 丹皮二钱 淮山药三钱 茯苓二钱 泽泻二钱 玄参四钱 麦门冬四钱 五味子二钱 水煎服。

自按：书以上消主肺、中消主胃、下消主肾。赵养葵不主张分割，而以六味、八味地黄丸统治之。可见此证多由肾阴竭于下，虚阳灼于上。肺热叶焦，化源枯涸，故宜滋肾润肺，急救化源。

二三、胃痛门

热郁胃痛

患者：胡×× 男 五十六岁 清江人。

症状：胸中疼热、呕吐酸水、纳少拒按、大便秘结，历时数月，屡服温散无效，脉象洪大有力，舌苔黄厚无津。

诊断：瘦人多火，过食辛热，腑气不宣，郁遏为痛。

疗法：主以轻宣解热法，用百合汤合金铃子散加味治之。

百合一两 山枝仁二钱 乌药三钱 玄胡索二钱 川楝子三钱 香附钱半 高良姜五分 左金丸一钱（汤送）

水煎温服，两剂而愈。

自按：书谓："久痛非寒"，脉证合参，为热郁作痛，故主以清凉之百合，苦寒之枝仁；辅以乌药、香附、川楝、玄胡之开郁顺气；反佐以辛温之良姜；而左金丸尤为辛开苦降之专剂，故收效甚速。

肝郁胃痛

（一）

患者：彭×× 女 三十岁 萍乡人。

症状：一九三八年孟春，胸痛引胁，呕吐酸苦、默默不思食，欲做深呼吸为快，舌苔黄白、脉象弦滑兼数。

诊断：情志悒郁，肝邪犯胃，气机阻滞，疏泄失司。

疗法：主以疏肝理气法，予加味金铃子散治之。二剂呕止痛减，六剂痊愈。

川楝子四钱 延胡索三钱 姜半夏三钱 柴胡三钱 青皮二钱 北芥子一钱 姜川连一钱半 姜竹茹二钱 酒白芍四钱 水煎服。

自按：方用舒畅肝郁，条达肝气，使木土不忤、各遂其性、乃宗内经“木郁达之”之旨。

（二）

患者：宋×× 女 二十八岁 萍乡人。

症状：一九五三年仲夏，胃痛引胁肋、口苦咽干、呕吐酸苦、腹痛下利、舌苔黄白超刺、脉象弦数有力。

诊断：肝气郁结，木郁而克土，犯胃则呕吐酸苦，乘脾则腹痛下利。

疗法：议用黄芩汤清泄肝胆，合丹参饮调和气血。

丹参五钱 砂仁七分 竹茹二钱 酒白芍四钱 条黄芩三钱 柴胡二钱 甘草八分 檀香七分 水煎服。

三剂胃痛稍减，但肝火仍旺，改用龙胆泻肝汤以直折其火。

当归三钱 生地黄四钱 条黄芩三钱 柴胡一钱半 龙胆草一钱半 泽泻二钱 山栀仁二钱 厚朴一钱半 木通二钱 炙甘草八分 水煎服。

四剂各证减轻，稍有恶心腹泻，脉呈缓弱无力；改投温中和胃之品，四剂痊愈。

党参三钱 白术二钱 云茯苓三钱 法半夏一钱半 佛手片五分 藿香一钱半 砂仁一钱 厚朴一钱半 木瓜二钱 炙甘草八分 水煎服。

自按：木火乘胃攻脾，亟用苦寒直折，调和上下；土生万物，为后天之本，邪去当扶其正，故以温运脾胃收功。

肝阳犯胃胃痛

患者：邓×× 女 五十九岁 萍乡人。

症状：胸中痞闷不舒、上腹部胀满灼痛、口舌干燥、嗳气泛酸、大便不利、脉象弦数、舌质红、苔黄厚。

诊断：肝阳亢逆，横克胃土。

疗法：主以苦辛泄热法，以半夏泻心汤合金铃子散治之。

法半夏二钱 炒黄连一钱 炒黄芩二钱 干姜一钱 金铃子三钱 玄胡索二钱 煅瓦楞子四钱 甘草一钱 大红枣四枚

水煎服。

四剂痛减便利，原方去瓦楞子，加百合三钱 乌药二钱。四剂而安。

自按：肝升太过，胃失降和，故用辛开苦降得效。

寒热错杂胃痛

（一）

患者：赖×× 男 五十六岁 萍乡人。

症状：初感消化不良，胃中不适，渐至胸中疼热，拒按呕吐，口不渴饮、亦不思食、苔黄舌有朱点、脉象弦紧有力。

诊断：胸有郁热，腹有沉寒所致。

疗法：议用寒热平调法，宗仲师黄连汤合金铃子散主之。

党参三钱 黄连二钱 半夏三钱 桂枝二钱 干姜一钱 玄胡索二钱 川楝子三钱 甘草一钱 红枣二钱 水煎服。

一剂呕止，二剂痛减，四剂症状消失，脉转冲和；再以香砂六君子汤加藿香、鸡内金、芳香健胃收功。

党参三钱 白术二钱 云苓三钱 甘草一钱 西砂仁一钱 广木香一钱 藿香二钱 鸡内金三钱 陈皮钱半 法半夏二钱 水煎服。四剂痊愈。

自按：舒驰远云，“凡病寒热错杂，法宜寒热互投，以去错杂之邪”。此例胸中有疼热，故以黄连汤为主方；佐以川楝苦寒泄热，玄胡辛温镇痛；为巩固疗效，继以香砂六君子汤加味，和中健胃，调理而愈。

（二）

患者：蓝×× 女 四十六岁 萍乡人。

症状：一九五四年夏，数月以来，每夜辄中脘挟脐引腰疼胀，不思饮食、呕吐酸水、手足厥冷、掌心独热、舌苔薄白、脉象沉伏。

诊断：思虑烦劳，心脾两伤，郁结生热，此寒热夹杂之胃痛。

疗法：议用寒热互投之法，以四逆汤合左金丸治之。

附片四钱 干姜一钱 炙甘草一钱 吴茱萸一钱半 川黄连一钱半 水煎服。

四剂脉起厥回，呕痛俱减；再予连理汤，四剂而安。

附片四钱 党参三钱 白术三钱 泡干姜一钱 川黄连一钱 炙甘草一钱 水煎服。

自按：病无定情，脉不单见，既是寒热错杂之证，自宜寒热错杂之治。

客寒犯胃

患者：王×× 男 四十五岁 萍乡人。

症状：一九五一年春，胸脘猝然疼痛、恶心呕吐、肠鸣洞泻、脉象沉迟、舌苔薄白。

诊断：平素阳虚、客寒犯胃。

疗法：议用通阳泄浊法，以术附汤合吴茱萸汤治之。

党参三钱 白术三钱 附片四钱 泡干姜一钱 吴茱萸二钱 草豆叩一钱 炙甘草一钱 水煎服。

服四剂痊愈。

自按：古言："暴痛非热"，意指猝暴之病多因于寒。此症客寒犯胃，阻滞气机、攻冲作痛，呕泄并见、故宜通阳泄浊，使脾胃机能恢复。

虚寒挟饮胃痛

患者：周×× 男 三十岁 萍乡人。

症状：一九四三年初，胸膈疼痛，其发作多在夜晚。清涎上涌、盈碗盈升、舌苔淡白、脉象沉紧。

诊断：胃阳式微，生冷戕伐，胃留寒湿，水饮上逆。

疗法：议用温中降逆，和胃逐饮法，以吴茱萸汤合小半夏加茯苓汤主之，五剂痊愈。

党参四钱 云苓六钱 法半夏三钱 吴茱萸三钱 生姜三钱 大枣三钱 丁香一钱半 砂仁一钱半 水煎服。

自按：寒邪挟饮，中枢失运、其发于夜者，以饮为阴邪，阴邪肆于阴分故也。清涎上涌，饮证显然。吴茱萸汤以通阳泄浊，小半夏汤能和胃逐饮，再加丁香、砂仁温中理气，允合治则。

虚寒胃痛

患者：王×× 男 五十一岁 湖南人。

症状：据自诉：素有“胃及十二指肠球部溃疡”，一受外感，或饮食失节，辄能诱发。一九五九年仲夏在庐山休养，宿疾复发，脘痛彻背，旁引胁肋，饥时更甚，泛涌酸水，曾潜出血几次，并伴有筋惕肉瞤、睡眠不甜、大便溏薄，一日更衣四次。脉象沉弦而紧、舌苔薄黄带腻。

诊断：胃阳不足、脾湿不运，肝木乘侮，故症见泛涌酸水，筋惕肉瞤。血虚则睡眠不甜；脾虚则大便溏泻、此属虚寒胃痛。

疗法：主以温中和胃，佐以养血平肝之法。

党参四钱 朱茯神三钱 法半夏二钱 香橼皮二钱 当归三钱 白芍三钱 乌贼骨三钱 煅瓦楞粉六钱 甘草二钱 秫米四钱 水煎服。

二剂痛止、睡眠亦稳；原法加减再进。

党参四钱 朱茯神三钱 法半夏二钱 秫米四钱 当归三钱 白叩仁一钱 广木香一钱 牡蛎六钱 乌贼骨三钱 川楝子三钱 酒丹参四钱 水煎服。

三剂痛未作，精神舒适、眠食均佳、原方继进六剂。

一九五九年冬再度邀诊，据述胃痛基本好转，但仍反复发作，议用培土和木，以理中汤加味主之。

高丽参二钱 炒白术三钱 淡干姜一钱 西砂仁二钱 姜半夏二钱 泡吴茱萸一钱 炒白芍二钱 炙甘草一钱 水煎服。

一九六一年五月，经手术治疗，已拔病本，但经常腹泻，近来更剧，日行数次。消化不良、腹胀不舒、脉象缓弱、舌苔薄白。认为胃被切除，受纳力减；脾阳不足，健运失常。法当温运中宫，固涩下元；再以加味理中汤主之。

高丽参一钱五分 炒白术三钱 泡姜炭五分 炒小茴香一钱 炒扁豆三钱 宣木瓜三钱 石榴皮三钱 赤石脂三钱 禹余粮三钱 煨甘草一钱 鸡内金三钱 水煎服。

三剂口味转佳、大便成形、脉较有神、舌润苔少；但腹中尚感不舒，更见皮肤生红色小疹，搔痒不已，此脾虚挟风，乃于温运队中佐以消风之品。

高丽参一钱半 炒白术四钱 泡干姜五分 炒扁豆三钱 炒芡实三钱 刺蒺藜三钱 炒僵蚕二钱 石榴皮三钱 炒谷芽三钱 煨甘草一钱 车前仁一钱半 水煎服。

五剂精神大振、胃纳更香、小疹消失、脉亦冲和；但仍腹有微满，尝转矢气，依原方加减，再服四剂。

白人参三钱 土炒白术四钱 炒芡实三钱 泡干姜一钱

春砂仁一钱 炒小茴香一钱 石榴皮三钱 炒谷芽三钱 炙甘草一钱 水煎服；肉桂末四分、分二次冲服。

数日后饮食失调，兼受外感、腹又不舒、连泄三次，脉浮紧、苔白腻。主以温中，佐以疏表之法。

高丽参二钱 焦白术四钱 淡干姜一钱 广木香一钱 香橼皮二钱 北防风三钱 煨葛根二钱 煨白芍三钱 煨甘草一钱 车前仁二钱 炒谷芽三钱 水煎服。

三剂腹已不痛，泻已不作、表邪已解、知味安谷、睡眠亦宁、脉象和缓；惟自觉腹部左侧肌肉拘急，症因肝脾不和，法当舒肝和脾。

合欢皮三钱 宣木瓜三钱 川厚朴一钱半 生白芍四钱 生甘草四钱 水煎服。

四剂各证已罢，恢复正常；仍议温中固摄，以资巩固，五剂痊愈。

白人参二钱 黄芪三钱 白术四钱 炒淮山三钱 春砂仁一钱半 炒小茴香一钱 炒益智仁一钱半 禹余粮三钱 赤石脂三钱 煨甘草一钱 鸡内金三钱 水煎服。

自按：脾虚气陷，则泄泻频年；胃阳不足，则生化不振；大肠不固，则仓廪不藏。故内经云，“仓廪不藏者，是门户之不要也”。探源求本，自始至终，皆以温运固涩立法，避免重竭其阳，漏卮得补，化源健而运纳裕如。

虚寒胃痛

患者：华 ×× 男 四十岁 萍乡人。

症状：一九二九年秋杪，心胸疼痛、呕吐清水、喜饮热汤、二便通畅、舌苔淡白、脉象虚弱。

诊断：中焦虚冷，胃失降和。

疗法：主以温中和胃法，予附子理中汤加味主之。

党参三钱 白术四钱 法半夏三钱 砂仁二钱 吴茱萸二钱 泡姜一钱 炙甘草一钱 附片六钱 水煎服。

一剂不吐，三剂痛止，六剂痊愈。

自按：按胃痛一证，有属实热者，但一般以寒热错杂者居多；有属虚寒者，临证必须审其虚实寒热、辨证施治。

二四、虚痞 嘈杂门

虚痞

患者：周×× 男 三十岁 萍乡人。

症状：一九二八年初夏，患胸中痞满、食后不舒，得嗳稍畅。并见皮肤作痒、腹胀脚肿、二便艰濇、脉呈浮弦、舌苔白腻。

诊断：病久伤元，土虚木乘，肝挟冲脉以上逆，阳明不得通降。

疗法：主以降阳和阴法，用加减半夏泻心汤主之。

党参四钱 姜半夏三钱 川黄连一钱五分 酒黄芩二钱 干姜一钱 瓜蒌仁三钱 厚朴二钱 郁金一钱五分 甘草一钱 大枣三钱 水煎服，八剂痞消、食进；但仍腹胀足肿，二便艰濇；改用通阳泄浊法。

云茯苓四钱 姜半夏二钱 厚朴二钱 薤白四钱 防己二钱 冬葵子四钱 郁李仁三钱 火麻仁四钱 枳实二钱 瓜蒌仁三钱 水煎服。六剂肿胀已退；仍皮肤燥痒、大便艰濇、脉象弦急，乃病久液耗，内燥生风，议用润燥通幽法。

当归五钱 火麻仁四钱 柏子仁三钱 郁李仁三钱 瓜蒌仁三钱 生苁蓉四钱 秦艽二钱 白藓皮三钱 皂荚子一钱 刺猬皮三钱 水煎服。六剂便通痒止，而告痊愈。

自按： 土木交忤，横格于中，肝挟冲脉逆气上行，而胃气不降，此其痞胀之所由来也。初则降阳和阴；继予通阳泄浊；终用润燥通幽。循序渐进，计日程功。

嘈杂

患者： 廖×× 男 三十岁 萍乡人。

症状： 一九三二年春，患头昏目眩、胸痞嗳气、懊侬不安、似饥非饥、似痛非痛、恶油腻、喜清淡、小便热黄、大便艰滞、舌苔黄白、脉象洪滑有力。

诊断： 脾胃气虚、痰火动扰。

疗法： 治以除痰降火，清胃和中法，以加味二陈汤主之。

云茯苓四钱 法半夏三钱 陈皮二钱 炒黄连一钱 炒栀仁二钱 瓜蒌仁三钱 甘草一钱 水煎去渣，用生姜汁三钱兑服。四剂各证减轻，脉转和缓。改以六君子汤加左金，以补脾胃、兼除痰火。

党参四钱 白术三钱 云茯苓三钱 法半夏二钱 陈皮二

钱 炙甘草二钱 水煎服。

左金丸一钱（汤送）四剂而愈。

自按：丹溪云，“嘈杂是痰因火动，治痰为先，不可无炒栀子、炒黄连。”然而痰火之动，多由脾胃之虚，又不可不顾脾胃。所以先用除痰降火取效，继用培中补土收功。

二五、呕吐 噎膈 翻胃门

呕吐

患者：刘×× 女 四十六岁 萍乡人。

症状：一九三六年夏，经断两年不至，心热烦闷、嘈杂、恶心、呕吐酸苦、不能安谷、大便溏泻、肛门灼热、脉象右缓左弦、舌苔黄腻。

诊断：胆火上逆于胃而为呕，肝气横克于脾而自利。其嘈杂烦闷者，皆肝胆火邪扰攘之故。

疗法：主以抑肝泄胆、和胃遂饮法，以加味温胆汤治之。

茯苓三钱 法半夏三钱 陈皮二钱 竹茹三钱 黄芩二钱 黄连一钱 厚朴二钱 枳实一钱 甘草一钱 水煎服。四剂而安。

自按：妇女绝经之期，天一之癸水枯竭，肝胆失其涵濡，木火燔灼，多见此证。惟恶心呕吐，必挟饮邪。温胆汤平肝胆而祛痰饮，有切中病机之妙。

噎膈

患者： 彭 × × 男 四十岁 萍乡人。

症状： 一九三八年春，食阻贲门，拒格不下；呕吐酸苦、粪如羊屎；历时三四阅月，羸瘦不堪。脉象迟缓细弱、舌苔干燥无津。

诊断： 腑热燥结，燔灼津液，阳盛于上，阴涸于下，津枯血槁，以致贲门、阑门、幽门干濇。

疗法： 议用润燥通幽法，以五仁丸加味治之。

瓜蒌仁四钱 火麻仁六钱 郁李仁三钱 柏子仁四钱 冬葵子三钱 油当归八钱 枳实二钱 水煎；另以韭汁一杯兑服。十剂获效；二十剂痊愈。

自按： 燥热伤阴，津枯血槁，以致咽膈障碍，上下不通。药用润滑滋燥，兼以苦辛开降，津液滋生，二府通行，饮食得进，虚羸自复。

翻胃

患者： 吴 × × 男 三十岁 萍乡人。

症状；朝食暮吐、倾吐无余、完谷不化、酸臭难闻、历时四月之久。大便秘结、形体骨立、精神疲极、脉象沉迟而紧、舌苔薄白、面色黯滞。

诊断：脾胃素亏，健运失职，饮食不节，脾胃更伤。土虚木乘，肝胃不和。

疗法：用辛通苦降，培土泄木，和胃降逆之法。附片四钱 党参三钱 白术三钱 姜半夏四钱 代赭石六钱 淡大云四钱 瓦楞子六钱 黄连二钱 吴茱萸二钱 炙甘草一钱 生姜三片 水煎服。四剂呕吐渐减；易方再进。

附片六钱 白术四钱 党参三钱 丁香一钱五分 淡大云四钱 泡姜一钱五分 瓦楞子六钱 炙甘草一钱 水煎服。六剂呕止纳食，逐渐康复。

自按：翻胃一症，大都由于土败火衰，饮食不得蒸化，以致痰气壅阻于上，血液枯槁于下。下关既扃，故上逆而呕。所以始用温运，兼以辛通苦降；后用温补，专从补火生土。

二六、肝郁门

（一）

患者：邓×× 男 五十岁 萍乡人。

症状：一九五三年春末，患胸痛引胁，状如针刺。脉象左细弦、右沉滑、苔白舌黯。

诊断：木失条达，肝气抑郁，瘀阻脉络，营气痹窒。

疗法：议用疏肝理气行瘀开结之法。

当归须二钱 延胡索二钱 青皮一钱半 郁金三钱 五灵脂二钱 生蒲黄一钱半 瓜蒌仁三钱 薤白二钱 炒枳实一钱半 杭白芍三钱 水煎服。

三剂见效，十剂痊愈。

自按：本病起于肝郁气滞，继则由气滞而至胸痹。叶天士曰："痛久入络，胸痹引痛。"络者血络也，是由气入血之转归。故行气宣痹之外，兼行血通络，亦通则不痛之旨也。

（二）

患者：杨×× 男 四十岁 萍乡人。

症状：一九五三年孟夏，咳唾浓痰，左侧胁肋掣痛，辘辘有声。脉象浮滑兼弦、舌苔白腻而厚。

诊断：肝郁气逆，挟痰瘀阻滞。

疗法：议用舒肝解郁，利气除痰，通络化瘀之法，以二陈汤加味治之。

茯苓四钱 法半夏三钱 青皮三钱 北芥子一钱半 炒玄胡二钱 香附三钱 川芎一钱半 没药二钱 乳香二钱 甘草一钱 茜草一钱 水煎服。

二剂痛减，八剂痊愈，改投归芍六君子汤善后。

自按：肝脉布于胁肋，内经曰：“邪在肝则两胁下痛。”可见胁痛与肝有密切关系。吴鞠通以“肝郁胁痛，病名肝着。”系属络病，法宜通络，尤当兼逐痰瘀。本案师其意，故能取效。

（三）

患者：周×× 女 三十四岁 萍乡人。

症状：两胁疼痛，入乳彻背；有时腹痛迫注、大便溏泄，热如汤沃。脉象弦数、舌苔黄腻、口苦不欲食。

诊断：肝火郁遏，失于疏泄，升降失常，气滞不畅。

疗法：主以疏肝泻热法。

白芍四钱 黄芩三钱 柴胡钱半 青皮二钱 郁金三钱

厚朴二钱 枳壳钱半 甘草一钱 青木香钱半 水煎服。

一剂病减，三剂痊愈。

自按：肝为刚脏，内寄相火，肝气郁结，化火生风，横逆攻刺，窜犯上下。丹溪云；“气有余便是火。”故治以疏肝理气、肝郁得舒，气平火降，病自愈矣。

（四）

患者：陈×× 女 二十八岁 萍乡人。

症状：头昏目眩、胸胁挟季肋小腹痛胀、月事愆期，量少色紫。脉象弦劲、舌苔黄白。

诊断：忧思郁结，肝失条达。

疗法：予疏肝理气法，以丹枝逍遥散加味主之。

当归三钱 白芍四钱 茯苓三钱 白术二钱 柴胡二钱 丹皮二钱 枝仁二钱 香附三钱 郁金三钱 炙甘草一钱 水煎服。

六剂胁肋痛减；宗原意出入为治。

当归三钱 白芍四钱 白术三钱 茯苓三钱 柴胡二钱 青皮二钱 郁金三钱 丹参四钱 砂壳五分 檀香五分 炙甘草一钱 水煎服。

自按：肝喜条达，最怕郁结，郁于本经则作痛作胀；化风上扰则为昏为眩。肝主藏血、气郁血滞，故经愆色紫。丹枝逍遥舒肝解郁、甚合病机。

二七、腹痛门

寒邪腹痛

患者：邓×× 男 二十六岁 萍乡人。

症状：一九三八年冬初，腹中剧痛，热敷及按摩则稍减。舌苔薄白、脉象举之迟濇，按之沉弦。

诊断：饮冷露宿，寒邪入里，土虚木乘，木郁土中。

疗法：议以培土疏木法，以小建中合小柴胡汤主之。服药五剂诸证痊愈。

党参四钱 法半夏二钱 白芍六钱 柴胡三钱 桂枝三钱 黄芩二钱 生姜二钱 大枣二钱 炙甘草二钱 饴糖一两（另兑）水煎服。

自按：仲景云，“阳脉濇，阴脉弦，法当腹中急痛”；又云，“虚劳里急腹中痛”，均主以小建中汤。本方为缓中补虚，培土疏木之妙剂。再合小柴胡汤，加强疏泄与枢转之力，故能应手取效。

寒湿腹痛

患者：吴×× 女 三十岁 萍乡人。

症状：一九四二年长夏，腹中疼胀、滑泄不禁、双膝冷痹、呼吸短促、小便不利、舌苔白腻、脉象沉迟。

诊断；中焦虚寒，态食生冷，脾阳不运、湿困于中。

疗法：拟以温中驱寒，佐以分利渗湿，予加味理中汤主之。

党参四钱 白术三钱 泡姜一钱 吴茱萸钱半 厚朴钱半 木瓜三钱 车前仁三钱 煨草果一钱 附片五钱 水煎服。

一剂病减，三剂痊愈。

自按：经云，“长夏善病洞泄寒中”。此中寒而湿盛也。故主以附子理中汤，以温中驱寒，佐以厚朴，木瓜，车前仁等以分消湿浊。药中病机，病自霍然。

虚寒腹痛

患者：李×× 男 二十四岁 萍乡人。

症状：一九三二年初夏，时腹自痛、喜热或俯卧、呕吐清水、四肢厥逆、二便通畅、舌苔薄白、脉象左沉细、右迟缓。

诊断：素禀中寒，恣食生冷，寒踞太阴、阳不布达。

疗法：法宜回阳救逆，驱寒温中，以加味附子理中汤主之。

附子一两　焦白术四钱　党参四钱　泡姜三钱　砂仁二钱　姜半夏三钱　吴茱萸三钱　川椒二钱　炙甘草二钱　水煎服。

连服三剂、厥止阳回，脉转冲和；复诊改方如下：

当归四钱　煨白芍六钱　桂枝二钱　细辛七分　木通二钱　煨甘草二钱　大枣二钱　水煎服。

自按：中土虚衰，冷积寒凝，非大剂温中驱寒回阳救逆不能为功；厥止阳回之后，而绕脐作痛未已，改投当归四逆，温通血络，收效显著。

阴厥腹痛

患者：华××　男　三十二岁　萍乡人。

症状：陡然腹痛拘急，四肢逆冷，颜面赫然而赤，呃逆呕恶，微热心烦，频索冷饮，饮入即吐。医作热厥论治，大汗淋漓，时自眩冒，右脉不至，左脉重按沉细如丝，舌苔薄白。

诊断： 阴盛格阳，此真寒假热之证。

治疗： 法宜驱阴救阳，温中散结，佐以苦寒，以分解夹杂之邪，予大剂附子理中汤，加黄连一味主之。

明附片五钱 西党参五钱 白术三钱 干姜二钱 甘草一钱 黄连一钱（另煎兑服）水煎服。

服药后，竟得熟睡，醒后精神爽快，呃逆呕哕均止；连服两剂，知饥纳谷、诸证悉退、脉象冲和；改投归芍四君子汤调理而安。

全当归三钱 酒白芍二钱 西党参三钱 白术二钱 云茯苓三钱 甘草一钱 水煎服。四剂痊愈。

自按： 腹痛厥逆，舌白，脉沉细如丝、重按至骨乃见，此为阴寒内结；而面赤心烦，渴喜冷饮，饮入即呕，属阴盛格阳于外。征象表现，阴阳错杂，实有舌脉可凭。仲师云，“伤寒脉迟，六七日反与黄芩汤彻其热必死”，盖以阳气一绝、阴必随之而脱，所幸外热尚在、微阳未绝，故于温中剂内，少佐苦寒，则厥回神安，脉伏渐起，继以归芍四君，调理而愈。

二八、腰痛门

肝郁腰痛

患者：吴×× 女 三十岁 萍乡人。

症状：一九五四年春杪，半年以来，卧辄腰痛，黎明更剧，晨起即止。脉象弦紧，舌苔薄白。

诊断：肝木旺于寅卯，肝气郁遏，失于条达，血行障碍故痛。

疗法：议用条达肝气法，以柴胡疏肝散加味主之。

北柴胡三钱 川芎二钱 白芍二钱 青皮二钱 木蝴蝶三钱 炒枳壳二钱 香附二钱 甘草一钱 水煎服。

一剂病减，五剂痊愈。

自按：肝为血海，体阴用阳，肝气郁滞，血亦痹着。黎明为寅卯之候，肝木旺于斯时，邪正相争，故其痛更剧。木忌郁遏而喜条达，遂其曲直之性，则生意扶疏，其痛自止。

肾虚腰痛

患者: 邓×× 男 八十岁 萍乡人。

症状: 一九五二年秋，腰脊酸痛，不能俯仰。脉象虚弱、舌苔薄净。

诊断: 腰者肾之府。腰脊酸痛，此肾虚之候。

疗法: 主以温养肾脏之法。

熟地黄四钱 萸肉三钱 枸杞五钱 巴戟天三钱 杜仲三钱 狗脊三钱 淫羊藿三钱 补骨脂三钱 菟丝子三钱 胡桃肉四钱 水煎服。

服药十剂，大见功效，改投龟鹿二仙胶调理而愈。

自按: 经云，“男子七八肾气衰，八八齿发去”。况年届八旬，先天不足，肾气之衰，不言而喻。治宜温养少阴，兼理奇经为妥。

风湿腰痛

患者: 郑×× 男 四十岁 萍乡人。

症状: 一九五三年夏月，腰痛不能转侧、膝疼不可屈伸、四肢沉重、倦怠无力、脉象濡细、舌苔白腻。

诊断: 肾气虚弱，风湿相乘，流于腰膝，着而作痛。

疗法：法宜和血脉、疏风湿、补肝肾、强筋骨，以独活寄生汤加减治之。

党参四钱　干地黄三钱　白芍三钱　川芎二钱　当归四钱　独活二钱　桑寄生六钱　茯苓三钱　杜仲三钱　怀牛膝三钱　金狗脊三钱　水煎服。并送服小活络丹半粒。服十剂疼痛减轻；原方加减再进。

当归四钱　干地黄三钱　杜仲三钱　怀牛膝三钱　独活二钱　桑寄生六钱　狗脊三钱　淫羊藿三钱　党参四钱　巴戟天三钱　水煎服。

自按：经云，“腰者肾之府，转摇不能，肾将惫矣；膝者筋之府，屈伸不能，行则偻俯，筋将惫矣”。肾主骨而肝主筋，腰膝疼痛，不能俯仰屈伸，症属肝肾两虚，虚而兼挟风湿，故在补肝肾药中，取独活理少阴之风湿，桑寄生驱厥阴之风湿，以为引经之报使。

寒湿腰痛

患者：曾××　女　三十七岁　萍乡人。

症状：一九五三年孟夏，腰部酸痛、不能俯仰、右肩左腿作冷、脉象沉迟、舌苔薄白。

诊断：寒湿袭入经络，着于肾则腰痛，阳不布达，故肩腿作冷。

疗法：议用扶阳温经，驱寒祛湿之法，以桂枝附子汤加味主之。

附片三钱 桂枝二钱 苍术三钱 独活二钱 白芍二钱 炙甘草二钱 红枣四枚 生姜三钱 水煎服。

四剂好转；改投肾着汤（即甘姜苓术汤）十剂而安。

自按：金匮云，“肾着之病，其人身体重，腰中冷，如坐水中……腰以下冷痛，腰重如带五千钱，甘姜苓术汤主之”。张石顽以此证为“湿寒阻络，必用温药壮气行经”。故先用桂枝附子汤之温经扶阳；继用甘姜苓术汤之驱寒祛湿。药证相投，病自向愈。

血瘀腰痛

患者：黎×× 女 四十岁 萍乡人。

症状：患者于一九五六年秋，前来就诊。自述三年前因扶梯登楼，失慎扭伤，以致腰痛不能俯仰，转侧有如针刺，大便秘结，有时粪带黑色。脉象弦长搏指，舌绛苔薄。

诊断：血脉凝泣，瘀阻经络，血凝气滞，不通则痛。

疗法：主以化瘀通络，予加味四物汤治之。

当归四钱 干地黄三钱 赤芍二钱 川芎二钱 玄胡索三钱 生鹿角一两 红花钱半 山甲珠二钱 制乳香二钱 制没药二钱 茜草根钱半 水煎服。

两剂见效，十剂痊愈。

自按：治瘀须行血、血行瘀自散，盖取其通则不痛之义。

二九、水肿 鼓胀门

阳水

（一）

患者；陈×× 男 二十八岁 萍乡人。

症状：一九二九年仲冬，咳嗽气喘，唾吐痰涎，腹部膨胀，两脚浮肿，小便不利，脉象左浮缓，右坚实，舌苔薄白。

诊断：肺主皮毛，寒湿乘袭，障碍气机，治节不行，于是自病而为喘咳，泛溢而为肿胀。

疗法：议用疏上源，决沟渎法，仿五子五皮汤意治之。

葶苈子二钱 杏仁三钱 川椒目二钱 车前仁五钱 莱菔子五钱 茯苓皮八钱 陈广皮二钱 大腹皮三钱 桑白皮五钱 生姜皮一钱 水煎服。六剂咳止喘定，小便通畅，脉转缓，肿胀消，再予加味六君子汤主之。

党参三钱 白术三钱 茯苓六钱 法半夏一钱五分 广陈皮一钱五分 川椒目一钱 大腹皮三钱 炙甘草一钱 生姜皮一钱 水煎服四剂，痊愈。

自按：初予疏泄，折其滔天之势；继议培补，筑成堤防之功。于是永庆安澜，不忧巨浸矣。

（二）

患者：朱×× 男 三十岁 萍乡人。

症状：一九三八年秋，患足跗肿胀，明透如晶。阴囊胀大，小便不利，大便难，舌苔黄白，脉象寸关弦紧兼数，两尺沉滑有力。

诊断：初起湿热内蕴，医投温补，阻遏气机，以致湿浊水气横流，形成喘肿之症。

疗法：议用峻下水邪法，以舟车神佑丸合葶苈大枣泻肺汤主之。

甘遂三钱（面裹煨） 黑丑研末五钱 广木香一钱 槟榔三钱 青皮二钱 陈皮二钱 知母三钱 葶苈三钱 茯苓皮八钱 大枣二钱 葫芦皮八钱 水煎服。服六剂，喘息已止，肿胀略消，二便通畅；再用补脾、分消之法。

党参四钱 白术二钱 茯苓六钱 薏仁米四钱 川椒目一钱 腹毛三钱 泽泻三钱 炙甘草一钱 姜皮一钱 葫芦皮四钱 水煎服。连服十四剂而愈。

自按：经云“浊气在上，则生䐜胀”。徐灵胎曰：“胀满终属邪实，古人忌用补法”。前医误投温补，窒塞气机，沟渠壅淤，洪水横流。故先以导水；继则治脾，此先攻后补之法也。

阴水

（一）

患者： 巫 ×× 男 二十八岁 萍乡人。

症状： 颜面手足浮肿、腹部肿胀，坚硬如石。小便清冷、腰部酸疼、四肢厥逆、脉象沉迟、舌苔薄白。

诊断： 命火衰微，水不化气，以致水邪凝聚，充塞肠胃，横流四肢，泛溢皮肤，成为滔天之势。

疗法： 前人治水肿有开鬼门、洁净府二法，兹仿其意，主以温化，用加减消水圣愈汤治之。

制附片三钱 泡干姜一钱 桂枝二钱 麻黄一钱五分 川椒目二钱 炒白芍二钱 荜澄茄二钱 炙甘草一钱 水煎温服。连服三剂，肿消过半，腹部觉软；改进金匮肾气丸，每次三钱，开水送下。日服三次，一月痊愈。

自按： 水为阴邪，肾阳不足，命火式微，水不化气，形成肿胀。主以补益命火，温煖下元，故水自化而肿自消。

（二）

患者：肖 ×× 男 三十岁 萍乡人。

症状：腹部膨胀、两足浮肿而冷、腹膨如鼓、尿短囊肿、食减体疲、舌苔薄白、脉象沉迟。

诊断：素禀阳虚，更伤水湿，输泄失职，致泛溢成为肿胀。

疗法：宗内经“湿淫于内，治以苦热，佐以酸淡”之法，重用姜附并合五皮饮治之。

附片五钱 陈皮二钱 泡姜三钱 澄茄子三钱 川椒衣二钱 茯苓皮八钱 大腹皮三钱 五加皮四钱 水煎服。服四剂，足胫转温，小便转长，皮呈皱象；又四剂腹部柔软，囊肿尽消；后以加味四君子汤实脾温肾收功。

自按：内经曰：“诸病水液，澄沏清冷，皆属于寒”。此症由于脾阳不振，水湿潴留，正如天寒地冻，水凝成冰，必须姜附之大辛大热，鼓动脾肾之阳，春回冻解，水自顺流入海矣。

（三）

患者：邹 ×× 女 四十岁 萍乡人。

症状：全身水肿，两脚更甚。气喘心悸、自汗不收、四肢厥冷、小便短少、渴喜热饮，饮而不多。面色晦暗、舌苔淡白、脉象沉细如丝。

诊断：太阴之阴寒内盛，少阴之真阳欲亡。是为阴水之症。

治疗：议用扶阳驱阴之法，以大剂真武汤加味主之。

茯苓五钱　白芍三钱　白术五钱　明附片五钱　生姜三钱　川椒目三钱　肉桂片一钱　葫芦巴一钱五分　水煎服。三剂肿消汗止，厥回脉起，五剂痊愈。

自按：患者爱人知医，误认阴虚，先以六味地黄汤治疗，以致肾水偏盛，伏于少阴。邪无出路，阴水横溢。故用温肾健脾，蒸动气化，扶其真阳，导其邪水，方能取效。

湿郁腹胀

（一）

患者：欧阳××　男　四十岁　萍乡人。

症状：一九五三年腰部胀满，食后尤甚。便泄肌瘦、四肢倦怠、脉象浮濡、舌苔白腻。

诊断：湿郁中焦，脾为所困；温运失职，气不斡旋。

疗法：主以温运中焦，除湿散满之法，以加味平胃散主之。

苍术三钱 厚朴二钱 陈皮二钱 大腹皮二钱 砂仁钱半 莱菔子二钱 广木香一钱 赤茯苓四钱 甘草一钱 炒神曲三钱 水煎服。四剂好转；去腹皮加木瓜四钱 再进四剂而安。

自按： 经云，“诸湿肿满，皆属于脾”；又曰：“湿胜则濡泄”。盖湿滞中州，则气失斡旋；脾为湿困，则化源不振。故症见腹满便泄，肌瘦倦怠。土之太过，削而平之，平胃散之治也。邪去则正复，此即内经：“去菀陈莝，平治权衡”之谓也。

（二）

患者： 谢×× 男 二十五岁 萍乡人。

症状： 腹部肿胀，坚硬如鼓，脐眼突出，青筋怒张。小便不利、脉象沉弦、舌苔白腻。

诊断： 经云，“诸湿肿满、皆属于脾”。亦由于肺失通调、肾失输泄所致。

疗法： 主以泄水，佐以利气法治之。

煨甘遂二钱 炒黑丑四钱 槟榔三钱 腹毛三钱 酒台乌二钱 莱菔子三钱 葫芦皮三钱 水煎服。四剂小水略通，肿胀略减；仍宗原法加减再进。

煨甘遂二钱 炒黑丑四钱 大戟三钱 川牛膝三钱 车前

仁四钱 莱菔子六钱 白茅根一两 葫芦皮三钱 水煎服。服六剂二便通调，肿胀全消，又予金匮肾气丸一料善后。

自按：古以肿属水、胀属气。拙见以为气之所在，水必随之；水气同源，不可强分。每以肿胀之治，利水必兼行气，行气则兼利水。以气行则水自行。肾主二便，为下流之关闸，善后之用肾气者，以肾为胃关也。

三〇、淋浊 尿血 小便失禁门

血淋

患者： 陈×× 男 三十二岁 长沙人。

症状： 小便浑浊、频数无度、溺时刺痛、夹杂鲜血、日轻夜剧、年久不愈、脉象右关细弱、尺寸俱不应指、左寸沉弦而数、关部更盛、舌绛苔少。

诊断： 湿热内蕴，日久伤阴而为血淋。

疗法： 主以清泄肝火之法。

生地四钱 丹皮三钱 赤芍二钱 小蓟炭二钱 炒蒲黄钱半 藕节炭三钱 炒栀仁三钱 碧玉散四钱 白茅根八钱 苎麻根五钱 水煎服。六剂血止痛减，尿不频数，改投知柏八味丸十剂而愈。

自按： 此证由湿热伤阴，肝经郁火，故始用清肝泻火；继进知柏八味丸壮水滋阴，使水火既济，阴阳平秘。

劳淋

患者：孙×× 男 三十岁 萍乡人。

症状：一九三四年初夏小便淋浊、阴茎胀痛、静则精神稍安、动则惫疲不堪、脉象举之虚弦、按之微弱、舌苔淡黄。

诊断：肾虚肝亢，更因积劳过度，中气下陷，肾气不能约束。

疗法：主以育阴，佐以清热之法，予五淋汤加味治之。

当归三钱 白芍四钱 赤茯苓六钱 萆薢三钱 栀仁三钱 乌药三钱 甘草梢一钱 水煎，饭前服，日服二剂。连服十剂，病愈过半；改以朝服补中益气汤，晚服六味地黄丸收功。

自按：淋症分气、血、砂、膏、劳五种。劳淋因劳致虚而虚在脾肾。薛立斋朝服补中益气汤，晚服六味地黄丸，每获奇效，予宗之每验。

膏淋

（一）

患者：赖×× 男 四十岁 萍乡人。

症状：一九五六年秋，腰脊疼痛、不能俯仰转侧、小便淋沥刺痛、白浊下注，如涕如膏；大便燥结，历时三年，诸治无效。舌绛无苔、脉象左手三部虚弱、右手三部数大。

诊断：劳役伤脾、房事伤肾。脾不化其湿浊，而乘虚下注；肾不耐其倾注，则郁热难伸。

疗法：予清热渗湿，利水通淋法主之。

知母三钱 黄柏二钱 肉桂四分 萆薢四钱 石苇三钱 泽泻二钱 麦门冬三钱 甘草梢二钱 水煎服。四剂溺通痛止、淋浊减轻、脉转冲和；再予知柏八味丸加杜仲、牛膝九剂，调理而安。

自按：此证属脾家湿热，肾家虚燥，而滋燥碍湿，化湿碍燥。故历时三年，诸治无效。乃用清热渗湿而兼润燥，着眼在肾，以肾恶燥也。三年久病，两诊病除，亦大快事。

（二）

患者：史×× 男 三十岁 湖南人。

症状：一九三六年六月，咳嗽吐痰、多梦不寐、尿道流脓液如米泔，阻碍溺窍，欲溺不出，茎中刺痛。头目昏眩、精力疲乏、舌苔白腻、脉象滑数。

诊断：酷暑长途奔走，肝胆之热挟脾胃之湿，上犯肺脏作咳，下浸水道为淋。

疗法：主以渗湿祛浊，清热和阴，止痛通淋，宣肺豁痰之法。

茯苓六钱　栀仁二钱　白芍四钱　萆薢三钱　白菓二钱　川黄连钱半　川黄柏钱半　杏仁三钱　白茅根八钱　甘草梢二钱　水煎服。

六剂浊退肿减；原方加浙贝母四钱，再进四剂，各症获痊，眠食俱佳；复议滋补真阴善后。

肉苁蓉四钱　枸杞四钱　干地黄四钱　山药三钱　泽泻二钱　菟丝饼三钱　白芍二钱　龟板六钱　川黄柏二钱　莲须钱半　水煎服。

自按；此证初由湿热郁蒸，乃用茯苓渗湿；栀仁清热；芍药和阴利尿；草梢止痛通淋；萆薢、白菓去浊通阳；黄连、黄柏降火坚阴；杏仁开肺郁；茅根宣孔窍，以及清肺、豁痰、渗湿、泻热之效；久热伤阴，故投滋阴降火善后。

（三）

患者： 邓×× 男 二十四岁 萍乡人。

症状： 一九二四年初夏，患小便淋沥、白浊黏滞、茎中刺痛不可忍、舌苔黄白有朱点、脉象数实有力。

诊断： 平素嗜酒，湿热蕴蒸，下注膀胱，阻塞溺窍。

疗法： 议用育阴清热，利湿止浊，通窍蠲痛之法，以加味五淋汤主之。

当归二钱 白芍四钱 赤苓六钱 栀仁三钱 萆薢二钱 石苇三钱 川黄柏三钱 甘草梢二钱 葛花三钱 水煎服。服六剂痊愈；改投知柏八味丸，以滋水养阴调理。

干地黄五钱 山茱萸二钱 丹皮二钱 淮山药二钱 云茯苓三钱 泽泻二钱 知母二钱 川黄柏二钱 莲须二钱 水煎服，八剂而愈。

自按： 酒为湿热之物，酝酿郁蒸，下注膀胱，刺激溺窍而作痛。用栀、柏清热，归、芍育阴；苓、薢渗湿；石苇通淋；草梢止痛。肾司二阴，知柏八味具有滋水养阴之功。

尿血

患者： 丁×× 男 三十岁 萍乡人。

症状： 一九三〇年季夏，鲜血随溺而出，以致精神委顿，脉象沉细而数，舌苔黄厚干燥。

诊断： 心火亢盛，下移小肠。

疗法： 议用清热通腑法，以加味导赤散治之。

生地黄六钱 木通三钱 黄连一钱 竹叶二钱 小蓟二钱 扁蓄二钱 赤苓四钱 甘草梢二钱 水煎服。四剂而愈。

自按： 内经曰："胞移热于膀胱则尿癃溺血"；金匮云，"热在下焦则尿血"。可见尿血都属于热，更因心火下移于小肠，故予导赤散以清利火腑。

小便失禁

（一）

患者： 周×× 男 四十岁 萍乡人。

症状： 小便失禁、昼甚于夜、澄沏清冷、舌淡、苔白。

诊断： 操劳过度，中气损伤，肺虚不能收摄，肾虚失于制约。

疗法：主以升陷，佐以固摄，予加味补中益气汤治之。

黄芪八钱　党参六钱　白术四钱　柴胡四钱　升麻二钱　当归三钱　破故纸三钱　益智仁二钱　炙甘草一钱　桑螵蛸四钱　水煎服。十剂而愈。

自按：经云，“诸病水液澄沏清冷，皆属于寒”。此证气陷不升，肾寒不固，益气温肾，故取捷效。

（二）

患者：邓××　女　二十四岁　萍乡人。

症状：一九二八年仲春，患小便失禁、时时自遗、精神疲惫、脉象沉细而数、舌苔干燥。

诊断：心火亢盛，下迫膀胱，肾气不固，阴失承制。

疗法：予滋阴固肾法治之。

炙龟板八钱　熟地黄一两　当归三钱　黄连一钱　麦门冬三钱　炒黄柏一钱　远志肉二钱　五味子一钱　桑螵蛸四钱　水煎服。二剂小效，十剂痊愈。

自按：内经云，“亢则害，承乃制”；又云，“水泉不止者，膀胱不藏也”。今小便失禁，乃由阴虚火旺，治以滋阴固肾，使水火得其承制，膀胱自能收藏。

三一、疝气 脱肛门

癞疝

患者：赖×× 男 二十五岁 萍乡人。

症状：一九五三年仲秋，右侧睾丸肿大似鸭卵，坚硬如石，痛极难忍；自觉有气一团从小腹上冲，攻刺腰眼胁肋疼胀；并见头顶作痛、唾吐涎沫、脉象弦紧、舌苔薄白。

诊断：寒湿壅滞，不得发越，进入血络，流于厥阴。是为络虚气壅之候。

疗法：主以疏肝理气之法，以柴胡疏肝散加味治之。

柴胡二钱 白芍三钱 青皮二钱 川芎钱半 枳壳钱半 香附三钱 吴茱萸三钱 川楝子三钱 小茴香一钱 广木香一钱 水煎服。

四剂好转；原方去川芎、枳壳，加乌药三钱、桔核六钱，数剂而愈。

自按：内经云，“厥阴之脉络阴器”；又云，“任脉为病男子内结七疝”。故疝证不离厥阴而关系任脉。

寒湿客于厥阴之脉，以致络虚气壅，非温通疏导不能收功。

冲疝

（一）

患者：邹×× 男 二十八岁 萍乡人。

症状：一九二四年仲春，因夫妻反目，震怒之下，突然阴囊肿大，睾丸疼胀；自觉有气攻冲少腹及腰部，前后追注，痛不可忍。二便不通、脉象弦紧劲疾、舌苔黄白厚腻。

诊断：春为风木司令，病从愤怒而起，其为肝气郁遏，不得疏泄可知。

疗法：议用疏肝解郁通络利气法，以蠲痛丸加减治之。

玄胡索三钱 川楝子四钱 木香钱半 小茴香一钱 吴茱萸三钱 桔核八钱 花太白三钱 枳实钱半 全蝎一钱 水煎服。

二剂疼胀如故，彻夜不眠。翌晨，专人来邀复诊，因按子和“儒门事亲”法；再予黑丑四钱 白丑四钱 乌药三钱 荔枝核五钱 山楂三钱 花太白三钱 吴茱萸二钱

川楝子四钱　海藻三钱　桃仁二钱　木香钱半　泽泻三钱　连服三剂而愈。

自按：怒气所发，气壅下焦，故前后迫注，二便不通，此方重用牵牛，善通下焦郁遏，气通郁解，痛胀自平。

（二）

患者：谢××　男　四十五岁　萍乡人。

症状：一九四九年冬，自觉有气自小腹上冲胸膈，并放射至肩臂关节疼痛、嗳噫频繁、二便不利、脉象沉紧、舌苔白腻。

诊断：肝气失于舒畅，肾气不化，此即内经“从少腹上冲心而痛，不得前后为冲疝”之谓。

疗法：主以五苓散合导气汤以温化肾气，疏散肝气。

白术三钱　茯苓三钱　猪苓二钱　泽泻二钱　桂枝二钱　川楝子三钱　小茴香钱半　吴茱萸钱半　青木香一钱　水煎服。

再诊，服药四剂，尿利痛止；改投理中汤加破故纸、益智仁，以补火生土，温运脾肾而安。

自按：疝病不离肝肾二经。前人主热、主寒，见解不同。予意寒证多而热证少，故治法多用温通。其有中下虚塞者亦得酌用温补。

脱肛

患者：王×× 男 三十六岁 萍乡人。

症状：经常肛门下脱，久立或远行益剧；有时如厕出血，历时四、五年之久。一九五二年春，前来就诊。脉虚无力、舌苔薄净。

诊断：劳役过度，气虚下陷。清阳不能上升，则肛门下脱。

疗法：议用升阳举陷法主之。

黄芪八钱 党参六钱 柴胡钱半 升麻钱半 槐花三钱 桔梗三钱 甘草一钱 没食子三钱 水煎服。

四剂获效，改进补中益气收功。

自按：书曰："肺主魄门，肺寒则肛门脱，必温补肺气，以肺与大肠相表里也"；内经谓："下者举之"；徐之才认为："濇可固脱"，可见升补固涩，当为此证之治疗原则。

三二、四肢麻木门

（一）

患者：胡×× 男 五十七岁 萍乡人。

症状：形体丰满，经常两臂麻木不仁，两腿转筋掣痛，医治经年，效果不显。一九五三年孟夏，前来就诊。脉象缓滑、舌苔白腻。

诊断：肥人多湿多痰，又多气虚。乃气虚湿阻，营卫不和，经脉失养之候。

疗法：主以行气活血舒筋和络之法，以神效黄芪汤加减治之。

黄芪三钱 党参三钱 苡米四钱 当归二钱 白芍四钱 秦艽二钱 木瓜三钱 桑枝三钱 甘草二钱 橘络二钱 水煎服。

服药十剂后，改投十全大补丸一料而愈。

自按：麻木为营卫交虚，转筋为经脉失养。所以沈氏尊生书以“治麻木须补助气血，不可专用消散”，是为临床有得之言。

（二）

患者：王×× 女 四十二岁 萍乡人。

症状：患者于一九三六年秋前来就诊。主诉自觉手足麻木不仁，坐久或压着更甚，脉象濡弱，舌苔薄白。

诊断：气虚不运，湿阻经络。此丹溪所谓："气虚挟湿，则为麻木"是也。

疗法：议用调补气血，宣通经络法，主以神效黄芪汤合桑尖汤治之。

黄芪五钱　当归二钱　党参三钱　萸肉三钱　白芍二钱　秦艽二钱　桑枝四钱　牛膝二钱　防己二钱　丝瓜络一钱　水煎服。服药十剂痊愈。

自按：四肢麻木不仁，由于气滞不能运行，故必须温通之品，鼓舞卫气。易曰："天行健，运转不停，气举之也。"数语耐人寻味，当玩索之。

三三、痹证门（附痛风历节）

热痹

患者：李×× 男 四十岁 萍乡人。

症状：一九四四年仲冬，一日晨起，突然头痛面赤、手不能握、足不能行、脊强不能转侧、全身关节浮肿灼痛、胸中温温、呕吐涎沫、渴喜热饮；医进乌头、半夏、羌、防、桂、术等益剧。脉象浮弦而滑，按之隐隐有数象。舌苔白腻。

诊断：此风寒挟湿痰滞于经隧，郁久化热所致。

疗法：议用祛痰宣痹，息风通络法。

漏芦三钱 旋复花二钱 桑枝四钱 菊花二钱 秦艽二钱 忍冬藤四钱 白芍二钱 知母二钱 茯苓六钱 丝瓜络二钱 甘草一钱 水煎服。

一啜即痰涎如涌，顷刻之间，约呕升许，胸次豁然，夜能入睡，翌晨即可履地；于前方去漏芦、旋复花、知母、茯苓、甘草，加玉竹四钱、瓜蒌仁二钱、松节三个、苡米四钱、怀牛膝三钱。

四剂脊强已愈、颜面不赤、关节肿痛消退；但仍手足不舒；改投养血营筋法善后。

当归四钱　淫羊藿三钱　鸡血藤膏六钱　漂大云三钱　怀牛膝二钱　生杭芍三钱　丝瓜络二钱　忍冬藤二钱　秦艽二钱　菊花二钱。

自按：痹证虽因于风、寒、湿三气杂合，但久郁可成湿热之痹。吴鞠通曰："痹之因于寒者固多，痹之兼于热者亦不少。大抵痹证不越寒热两条，虚实异治"。本例湿郁为热，热极生风，所以前医进温燥药而益剧，改投清润并涌去湿痰，则效如桴鼓。虽在调理善后，亦仍用柔润而不事刚燥。中医强调辨证论治，自不例外。

肩臂痛风

（一）

患者：周××　女　二十四岁　萍乡人。

症状：一九二八年春杪，左侧肩臂疼痛，不能伸举。历时两年，时好时作，并有麻痹之感。舌苔淡薄而白、脉象浮涩。

诊断：血虚不能内营，卫虚不能外固，风邪乘虚袭入关节，着而为病。

疗法：议用宣通气血，调和营卫法，以黄芪五物汤加味主之。

黄芪五钱 桂枝二钱 酒白芍二钱 生姜二钱 大枣四枚 当归二钱 秦艽一钱五分 片子姜黄一钱五分 水煎服。

服二十剂，肩臂酸痛减轻；改投温中养血、通络蠲痹之法。

黄芪四钱 白芍二钱 当归二钱 酒白芍二钱 桑枝三钱 秦艽一钱五分 片子姜黄一钱五分 水煎服。

连服十剂，病减十分之七；原法再进，逐步好转，续服十剂痊愈。

黄芪三钱 当归三钱 酒白芍三钱 天麻二钱 川芎一钱 桑枝三钱 刺蒺藜二钱 白术三钱 片子姜黄一钱五分 水煎服。

自按：肝藏血而主筋，为风木之脏；脉浮主风，涩为血少；肝木失养，内风自动。黄芪五物汤之桂枝通肝阳，芍药济肝阴，黄芪益大气，补气以治风。即为前哲所谓气为血之帅，和风一至，万物皆春之义。更配合当归补血，白术益气，秦艽、蒺藜柔润息风，姜黄、桑枝引经报使，使肝得滋养，血行而风自熄。

（二）

患者：赖×× 女 四十二岁 萍乡人。

症状： 肩臂酸痛，不能伸屈。脉象弦软、舌苔薄白。于一九五三年春前来就诊。

诊断： 营卫气虚，腠理不密，外邪乘虚袭入。故痹而作痛。

疗法： 主以益气和营，宣通血痹之法。以黄芪桂枝五物汤加味治之。

黄芪五钱 白芍三钱 桂枝三钱 党参四钱 秦艽二钱 桑枝三钱 片子姜黄二钱 生姜三片 大枣四枚 水煎服。服三十剂痊愈。

自按： 营卫失和，腠理不固，外邪乘虚侵袭，血痹不行，以致筋脉不得运动，屈伸不得自如。故于和营通痹队中，重用参、芪，以斡旋大气，宣络通痹为治。

历节风

（一）

患者： 肖×× 女 十八岁 萍乡人。

症状： 一九三七年初夏，突患高热、大渴引饮、遍体关节肿如瘣瘟，走注剧痛，手不可近，不能屈伸。脉象洪大、舌苔黄白，干燥无津。

诊断：阳明燥热，灼伤经络。

疗法：泻阳明之热，宣经络之痹，以大剂白虎汤加味主之。

玉竹八钱 生石膏二两 知母四钱 忍冬藤三钱 秦艽二钱 丝瓜络三钱 桑枝四钱 粉甘草二钱 粳米三钱 水煎服。

四剂各证减轻，改投养阴清热，通络息风之法，再四剂而愈。

明玉竹一两 生地黄四钱 白芍四钱 秦艽二钱 忍冬藤三钱 菊花二钱 桑枝三钱 浮羊藿二钱 粉甘草一钱 桔梗二钱 水煎服。

自按：白虎历节，仍痹证之类，此证属于热者，故用清热润燥，宣络通痹而获效。

（二）

患者：陈 ×× 男 三十九岁 萍乡人。

症状：全身关节走着疼痛、红肿灼热、手不可近；肘膝、踝骨、手指、足趾大小各关节，更肿大如栲栳；两臂及胫骨则形成枯槁，作暗黄色；筋脉拘急，不能屈伸；眼目充血、恶心呕吐、不思饮食、大便秘结、小便短赤、自汗淋漓、辗转呻吟、不能安卧、脉象浮紧弦数、舌苔黄白干燥。

诊断：风、寒、湿三气袭入经络，流注关节，内传脏腑，郁久为热，湿热酝酿，失于宣泄所致。

疗法：议用活血通络，疏风祛寒，清热燥湿法，以桂枝芍药知母汤合二妙散主之。

桂枝一钱半　白芍三钱　苍术三钱　黄柏一钱半　牛膝三钱　知母二钱　归尾二钱　甘草一钱半　大枣四枚。

四剂疼痛稍减，仍宗原意治之。

桂枝一钱半　白芍三钱　归尾二钱　桑枝四钱　安痛藤六钱　牛膝三钱　虎骨四钱　知母二钱　甘草二钱　大枣四枚。

服八剂自汗已止、痛愈过半、舌润苔薄、食欲增进、呕止便利；但脉仍弦紧，只不浮数；改进养血息风兼清热燥湿之法。

当归四钱　白芍三钱　熟地黄三钱　川芎二钱　苍术二钱　茯苓三钱　黄柏二钱　羌活二钱　独活二钱　甘草一钱　忍冬藤三钱。

服二十剂关节红肿已消、灼痛已减；仍宗原意加减再进。

当归六钱　熟地黄四钱　白芍三钱　川芎二钱　秦艽三钱　川续断三钱　桑寄生四钱　金毛狗脊三钱　五加皮三钱　川牛膝二钱　络石藤三钱

八剂灼痛已止、食欲增进、夜能酣卧，但仍筋骨痿软，两足不能履地；复予虎潜丸治之。

熟地黄四钱　虎骨三钱　龟板六钱　当归三钱　琐阳三钱

川牛膝三钱 黄柏一钱 白芍三钱 桑寄生四钱。

二十剂，足膝稍健、体力渐增，已能扶杖行走；改投加味八珍汤主之：

党参四钱 白术三钱 茯苓三钱 当归四钱 熟地黄五钱 川芎二钱 白芍三钱 桑寄生四钱 杜仲三钱 川续断三钱 炙甘草二钱。

十剂已能弃杖行走，步履安详；原方再进十剂，各证皆罢、体重增加、脉亦冲和；终予十全大补汤二十剂。

党参二钱 黄芪四钱 白术四钱 茯苓三钱 熟地黄四钱 当归三钱 白芍三钱 川芎二钱 肉桂一钱 炙甘草二钱。

治疗九十日，服药百剂，痊愈出院。

自按：本证，内经名“贼风”、“痛痹”；金匮谓之“历节”；后世称为“白虎历节风”；俗称“箭风”。病起于风、寒、湿三气之凑袭，久则湿郁化热，热极伤阴，阳明不润，宗筋失养，筋骨痿弱，以致关节不利。故先以疏风、祛寒、燥湿、清热、活血、通络；继用滋阴养血；终以气血双补，使气血流通，经脉得养，则筋骨强壮，而竟全功。

三四、脚膝门

鹤膝风

患者：黄×× 男 二十四岁 萍乡人。

症状：两膝臃肿疼痛，如鹤膝之状，历时年余，屈伸不利。脉象浮濡、舌苔白腻。

诊断：肝肾亏损，风寒湿气乘虚侵袭，聚而不散，著而不去，挛急作痛。

疗法：予以温通辛散法，以熟料五积散主之。

麻黄绒二钱 焦苍术三钱 桂枝尖三钱 甘草一钱 川白芷二钱 姜川朴二钱 炒白芍三钱 炒枳壳二钱 姜半夏二钱 陈皮一钱半 川芎二钱 云苓四钱 生姜三片 葱白三根 水煎服。

八剂，痉挛疼痛减轻。改以活血荣筋兼理风湿法，予十全大补汤加羌活，牛膝，服二十剂，精神逐渐增加，膝肿逐渐消散。筋舒痛止，能扶杖步行。观察一年，步履矫捷未再复发。

自按：此证初进温通经脉，决其壅滞；继以温补气血，强壮筋骨。喻嘉言曰：『鹤膝风即风寒湿三气之痹于膝者也，治宜温养气血，使肌肉渐荣，乃可再治其膝，若急攻其痹，则必痿而不用矣』。其实立法先后未可拘一，仍当灵活运用，随证治之。

寒湿脚痛

患者： 彭×× 男 三十岁 萍乡人。

症状： 一九三一年仲秋，左脚委中穴痛，屈不能伸，天寒更剧。舌苔白滑、脉象沉迟。

诊断： 病因涉水伤湿，益以肾阳不振，寒湿袭入经隧，阻遏流行之道。

疗法： 主用温通法，以加味术附汤主之。

白术三钱 附片五钱 桂枝三钱 干姜三钱 川续断三钱 淫羊藿三钱 炙甘草二钱 丝瓜络二钱 水煎服。

服四剂，痛已减轻、脉亦转缓；改投强肾壮骨，养血舒筋之品，调理善后，浃旬而安。

黄芪四钱 当归三钱 川牛膝三钱 仙茅三钱 木瓜二钱 桑寄生二钱 淫羊藿三钱 巴戟天三钱 沙苑蒺藜三钱 杜仲三钱 水煎服。

自按： 肾为寒水之脏，膀胱为寒水之腑，故水湿之伤，必及其经脉。初用温通，宣阳祛湿；继投强肾健骨舒筋。药合机宜，病自霍然。

肾虚脚痛

患者：胡×× 女 七十岁 修水人。

症状：足跟灼热疼痛，步履维艰。一九五三年冬，前来就诊。脉象沉细，左尺更虚弱无力、舌苔薄净。

诊断：肾阴亏损，筋骨失荣，血热燔灼，运动弛废。

疗法：主以滋阴补肾法，用加味六味地黄丸治之。

熟地黄八钱 炙龟板五钱 山萸肉二钱 丹皮二钱 肉桂一钱 淮山药四钱 白茯苓三钱 泽泻二钱 怀牛膝三钱 水煎服。

数剂见效，长期服饵而愈。

自按：足跟属肾，高年肾阴亏损，多有此证。古法于六味地黄丸滋阴补肾队中，加肉挂以为反佐，往往取效。

干脚气

患者：吴×× 女 三十九岁 萍乡人。

症状：一九二九年秋杪，小腹剧疼、两足干枯挛痛、小便短涩、小腹顽痹不仁、脉象沉细弦数、舌苔薄白。

诊断；血虚风燥，筋脉失荣。

疗法：主以养血、润燥、息风，佐以舒筋活络，十剂而愈。

当归三钱 酒白芍三钱 川芎二钱 五加皮三钱 木瓜三钱 丝瓜络二钱 秦艽三钱 生苡米六钱 水煎服。

自按：本证由湿郁化热，热伤血分，血燥生风，筋脉失荣所致。与湿脚气之由于湿淫壅滞者自异。医者当辨析之。

三五、痿证门

（一）

患者：何×× 女 四十二岁 萍乡人。

症状：一九五〇年仲春，患筋脉弛纵、皮里灼热、口燥咽干、膝胫顽麻、足不任地、大便燥结、脉象虚数、舌绛无苔。

诊断：湿热熏灼，阴经受损、肺热叶焦、灌溉失司。

疗法：宗内经治痿“独取阳明”之旨，以玉女煎合三妙散加减主之。

玄参四钱 玉竹六钱 天门冬三钱 麦门冬三钱 紫苑四钱 石斛三钱 苍术二钱 黄柏二钱 生地黄三钱 知母二钱 怀牛膝三钱 水煎服。

六剂热退麻止、津回便润、脉转和缓、舌现薄苔，并能扶杖缓行；于原方去玄参、紫苑、知母，加虎胫骨五钱，宣木瓜三钱、杜仲三钱、五加皮三钱、十剂步履安详，恢复正常，继以知柏八味丸一料善后。

自按：丹溪曰：“痿证起于肺热，治痿独取阳明，此不易之定论”。并提出泻南补北之治，谓“泻南方则肺金清而东方不实，何胃伤之有；补北方则心火降而西方不虚，何肺热之有”。本案仰宗斯旨，起初以独取阳明获效，最后以泻南补北收功。

（二）

患者：胡×× 男 二十五岁 南昌人。

症状：于一九六一年十一月二十一日，突然颈项强痛，伴有低热。经本单位医院治疗无效；至一九六二年一月四日，又出现两上肢运动欠灵，由肩波及肘、腕兼发麻木，逐渐形成瘫痪；胸部呈带状紧束感，呼吸困难不舒；延至下旬，左下肢亦不活动。因于二月二日送江西医学院第二附属医院神经科住院治疗，诊断为“感染性脊髓神经根炎”。经九个月治疗，病情反复，八月二十八日，延予会诊。当时患者卧床不起、颜面苍白、全身瘫痪、痿软无力。除目能视、口能言外，肢体百节缓纵不收、口渴饮冷、心中烦热、大便燥结、二三日一次,尿黄、脉浮洪、舌质红、舌苔少。

诊断：体丰多痰，湿热入络，化燥伤阴，宗筋失润。

疗法：经论痿躄，必原肺热；痿证治法，独取阳明。予师其意，并分为三个治疗阶段。

第一阶段：从一九六二年八月二十八日至十月三

日共服中药十六剂。

疗法：议以清阳明湿热，兼养肺胃之阴。用三妙散加味主之。

黄柏三钱　苍术二钱　怀牛膝三钱　玉竹八钱　天门冬三钱　石斛四钱　紫苑四钱　知母三钱　苁蓉四钱　络石藤三钱　水煎服。服前药数剂，湿热渐清，而显阳明燥结；去三妙散，加火麻仁、括蒌仁、酒炒大黄，服后手能握物、足能屈伸、日见灵活有力。能起坐、饮食能自理，因出院寄居舅父家继续治疗。

第二阶段：同年十月三日至十月下旬服药共六剂。

症状：心烦口渴、舌绛苔少、脉弦数。

疗法：养肺胃之阴，兼滋肝肾。

玉竹一两　麦门冬四钱　花粉四钱　紫苑八钱　熟地黄八钱　杜仲四钱　琐阳三钱　牛膝三钱　酥炙龟板六钱　酥炙虎胫骨六钱　水煎服。

本病经过两个阶段共六十天之治疗，临床症状已尽消失，步履正常；但中途曾一度外感，经他人误投桂枝、羌、防辛温劫阴之品，遂使病情反复，又呈瘫痪状态。因此转第三阶段治疗。

第三阶段：从一九六二年十一月七日至一九六三年九月二十日，共服中药一百零九剂，本阶殴又分前后两期。前期病因：温燥重伤津液。

症状：手足复呈瘫痪、不仁不用、大汗烦渴、舌红、苔少、脉呈革象。

疗法：养阴润燥。

生地黄一两 玉竹八钱 天门冬三钱 麦门冬三钱 沙参四钱 石斛六钱 花粉六钱 百合八钱 忍冬藤三钱 淫羊霍四钱 水煎服。

后期病因：肺胃阴虚兼涉肝肾。

症状：手足日见灵活有力，但仍口渴饮冷、大便燥结、小便短赤、舌质红、苔少、脉细。

疗法：议养阴润燥，滋补肝肾为主，选用虎潜丸合三才汤加减，有时交替使用。

后期病情转变，较为复杂。主要出现阴虚化热现象。但通过长期治疗，已基本痊愈。可以单独步行七八里；上肢亦活动自如，能负物百余斤；胸部紧束现象消失；肌肉萎缩亦好转；惟尚感肉内发热、渴喜冷饮；又继续清理阳明余热，以恢复健康。

自按：痿证临床证状主要是四肢软弱无力，百节缓纵不收。其致病因素有二：一由阴虚热伤津液，筋脉失养，形成弛纵；一由湿热浸入阳明，邪从燥化，宗筋不润，不能束筋骨而利关节。从本病发展情况来看，不外乎以燥湿消长为转归，共证与痹证颇相类似，而实有不同：痹证为周身关节疼痛；痿证则手足痿软，不作痛楚，证既不同，治法亦异。此例中途虽有一度关节酸痛，盖因外感风寒所致，又当别论。考河间论痿，主血衰不能荣养百骸。戴人主火邪乘金，肾水不足，骨髓枯竭，直言痿病无寒。丹溪谓泻南补北，清金降火，则土不受戕，金不苦燥。张氏石顽亦主阳明湿热为病。参考诸家学说，可以灼知痿证来源，而不致以风淫末疾视之。本例专守内经独取阳明之法，自始至终，未尝改弦易辙，卒能获得水到渠成、宗筋得润、筋脉得养、机关流利、痿躄顿除、废疾顿起，可见先哲之理法方药，允为后世之规臬。

三六、内科杂证门

半身闭汗

患者： 肖×× 男 三十六岁 萍乡人。

症状： 一九三四年暮春，夜卧当风，突然战寒体痛，前来诊治。自诉几年来，衹左半边有汗；其右半边虽在酷暑终无汗出，界限分明。脉象左浮紧，右沉迟，舌苔白。

诊断： 此里寒太盛，隔拒真阳，不能右行外达，以致玄府闭塞，汗不得泄。

疗法： 议用温经驱寒，解肌通络法，以桂枝加附子汤主之。

附片四钱 桂枝三钱 酒白芍三钱 炙甘草二钱 大枣四枚 生姜三钱 水煎服。

服三剂，改投补气升阳法，以加味补中益气汤主之。

黄芪六钱 党参四钱 白术三钱 附片四钱 桂枝三钱 当归三钱 升麻一钱 柴胡二钱 陈皮一钱 炙甘草二钱 大枣四枚 生姜三钱 水煎服。十剂后，遂得通身透汗，精神轻松愉快。

自按：阳不外达，气不流畅，则血脉凝滞，汗孔闭塞，亦犹中风偏枯，气血不荣之理。兹以桂枝加附子汤温经通络；继以补中益气汤补气升阳，使气血流畅，汗孔开张，多年不治之痼疾，乃迎刃而解。

痫证

患者：吴×× 男 二十一岁 萍乡人。

症状：一九四六年仲春，猝然晕仆、口眼歪斜、手足抽搐、喉塞音瘖、频吐涎沫、作猪鸣声。初起仅数日一发；继则一日数发，约十分钟左右始苏。脉象沉滑、舌苔黄白而腻。

诊断：此少阴气逆于经，挟痰涎风火上行，壅塞经络，蒙蔽心包所致。

疗法：主以宣窍导痰法，用安神导痰汤合礞石滚痰丸治之。数剂见效，二十剂痊愈，从来复发。

茯苓六钱 姜半夏三钱 化橘皮二钱 姜南星二钱 枳实钱半 炒黄连钱半 石菖蒲钱半 炙远志钱半 甘草一钱 明辰砂末四分（分二次）生姜汁、竹沥各一匙，汤成兑入。每次送服礞石滚痰丸二钱。

自按：千金方以阴痫、阳痫分为在脏、在腑。丹溪主火，戴人主痰，石顽主张补肾，皆可师法。但运用之妙，全在临床时辨证详明，用药恰当，方能有济。

痰疬

患者：胡×× 女 二十五岁 萍乡人。

症状：项生瘰疬，累累如贯珠，隐隐作痛，有时寒热往来。一九五三年六月来诊，脉象弦滑，舌苔白腻。

诊断：是肝肾阴虚，少阳风热，血燥、气郁、痰结所致。

疗法：治以解郁除痰软坚散结法，用丹栀逍遥散加味主之。

当归二钱 白芍三钱 柴胡钱半 茯苓三钱 白术二钱 丹皮二钱 栀仁钱半 牛膝钱半 泽兰钱半 夏枯草四钱 甘草一钱 水煎服。十剂寒热均罢，疬见缩小；改投普明子消沥丸两料。

玄参六两 川贝母六两 生牡蛎十两 海藻四两 白芥子一两 昆布四两 夏枯草四两 共研细末，炼蜜为丸，梧子大。每饭后开水送服四钱，日服三次；再予益气养营汤善后。

自按：瘰疬初起，无非血燥气郁痰结，故其治法不外清热化痰，顺气散结，而以益气养荣收功；切忌滥用刀针，以免损伤元气；否则暂时取效，终有生命之虞，宜注意及之。

强中（阳强不倒）

患者：肖×× 男 二十八岁 萍乡人。

症状：患者自述，几年以来，每逢性交，辄阳强不衰，精流不止；每晨则咳嗽唾痰，六脉滑实有力。

诊断：色欲过度，阴虚阳亢，相火浮越，上蒸肺腧，则痰火阻滞；下扰精宫，则精关失固。此肾虚失其封藏闭蛰之职也。

疗法：议用养阴潜阳，佐以清痰宣肺之法，以加味三才封髓丹主之。

干地黄六钱 天门冬四钱 黄柏三钱 沙参三钱 川贝母二钱 知母二钱 砂仁七分 桔梗二钱 甘草八分 水煎服。

四剂咳嗽减轻、脉转和缓；再予清火益阴之品，十剂而愈。

熟地黄六钱 天门冬四钱 知母三钱 覆盆子三钱 沙参四钱 五味子二钱 黄柏一钱 甘草一钱

自按：阴虚阳亢，相火浮越，阴火熏肺。故用三才封髓丹而获效；后用壮水制火之法，使阴阳平秘，则肾精不妄泄矣。

妇儿科

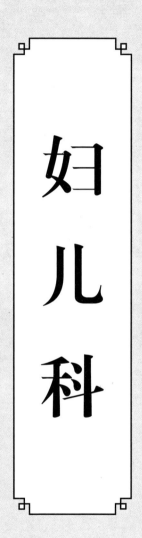

三七、经带门

经早

（一）

患者： 刘 × × 女 二十六岁 萍乡人。

症状： 经期超前，量少色黑、伴有头昏痛胀、口苦咽干、心烦不眠、溺涩便结、脉象左濇弱、右洪大、舌苔尖白根黄。

诊断： 肝肾阴虚，气火燔灼。

疗法： 议用抑气养血法，以丹溪抑气汤主之。

丹参五钱 茯神四钱 香附三钱 玄胡索二钱 丹皮三钱 生地黄四钱 条黄芩二钱 甘草一钱 火麻仁四钱 水煎服。六剂病减，再予加味芩附四物汤十剂，各证消失，月事以时下。

当归四钱 生地黄三钱 白芍三钱 川芎二钱 丹皮三钱 条黄芩二钱 香附三钱 茺蔚子三钱 水煎服。

自按： 血气调和，则月事不愆。此证气盛血衰，壅滞为火，故予以抑气养血，清营泄热，使气血调和，遂获痊愈。

（二）

患者：高×× 女 三十二岁 东北人 住新余。

症状：经期趋早、小腹疼胀、腰部酸痛，左侧更甚。伴有头昏目胀、尿频带血、足跗浮肿，大便四五日一次、脉象细弦、舌苔薄黄、舌质色绛。

诊断：肝肾阴亏，水衰火炽。

疗法：主以育阴滋水，养血调经法，予丹栀四物汤加味治之。

当归三钱 熟地黄四钱 白芍三钱 川芎二钱 丹皮二钱 地骨皮二钱 益母草三钱 杜仲三钱 焦栀仁二钱 火麻仁四钱 水煎服。六剂腰痛减轻；改用大补阴丸加减再进。

熟地黄四钱 川黄柏一钱 知母三钱 炙龟板六钱 生石决明四钱 白茅根八钱 生栀仁三钱 料豆衣二钱 火麻仁四钱 水煎服。十剂之后，月经正常。

自按：肝为藏血之脏，赖肾水为之灌溉，盖乙癸同源也。今水衰无以养肝，木火燔灼，致月事不调，因而用大补阴丸取效。

经迟

患者：王×× 女 三十六岁 萍乡人。

症状： 经期推迟、胸腹疼胀、臂痛难举、腰酸不能转侧、脉象弦紧、舌苔薄白。

诊断： 下焦虚寒，血凝气滞。

疗法： 主以温养下焦，宣通经脉法，以四物汤加味治之。

当归三钱　干地黄三钱　白芍二钱　川芎二钱　茯神二钱　杜仲四钱　沙苑蒺藜三钱　破故纸三钱　炙甘草四钱　香附二钱　片子姜黄二钱　水煎，服二十剂而愈。

自按： 气血凝滞，阻于血海，则经迟腹胀；旁及经脉，则臂痛腰酸。温养下焦，宣通经脉，不仅月经通利，经脉痹痛亦同时痊愈。

经期错乱

（一）

患者： 刘 × × 女 十九岁 萍乡人。

症状： 经事不调，旬日或半月一至，甚至数月半年一至。色黑成块，量多淋漓，持续不净，伴有头昏目眩、口苦咽干、小腹胀满、小便灼热、大便燥结、脉象弦数、舌苔黄厚干燥。

诊断： 肝肾阴虚，营分伏热，气血乖乱，冲任不固。

疗法： 主以滋水制火，调养气血法。

当归三钱 生地五钱 白芍三钱 川芎二钱 山萸肉二钱 丹皮三钱 淮山药三钱 茯苓二钱 泽泻二钱 火麻仁四钱 香附二钱 水煎服。十剂各证好转；改投傅青主两地汤。

生地五钱 地骨皮四钱 白芍三钱 玄参四钱 麦门冬三钱 阿胶三钱 水煎服。每月服十剂，连服三月、经期正常，次年遂生一子。

自按： 妇女月经，责在肝肾，盖女子以肝为先天也。肝气和则血不乖；肾水足则火自平。气血冲和，故经期准确。

（二）

患者： 欧阳 × × 女 四十岁 萍乡人。

症状： 经期错乱，或一月而至，或数月一行。色黑成块、口气甚臭、四肢麻痹、脉象沉弦、舌绛苔黄。

诊断： 火邪搏营，气血乖乱。

疗法： 议用清营泻热调气和血法，以加味四物汤主之。

当归三钱 生地五钱 白芍三钱 丹皮三钱 黄连二钱 栀仁二钱 川芎二钱 黄芩二钱 秦艽二钱 桑枝四钱 水煎服。连服十剂；原方去丹、栀、秦艽、黄连，加玄胡索行血中之气，益母草调气中之血，继服一月，经期正常；后以八珍汤加鸡血藤胶、四制香附调理善后。

自按：丹溪以经“色黑为热之极，成块为气之凝”。盖血随气行，气为血帅，调经尤宜调气，气调则血不错乱，而盈亏有定，经期有常也。

（三）

患者：欧阳×× 女 四十八岁 萍乡人。

症状：头顶掣痛、经行一月两次、色紫成块、持续不断、大便秘结、脉象滑数、舌苔薄黄。

诊断：火邪搏营，肝脏受损，冲任不固，气血败乱。

疗法：议用清营泻火调肝理气法，以加味四物汤治之。

当归二钱 白芍三钱 生地四钱 川芎一钱 丹皮二钱 栀仁三钱 玄胡索钱半 益母草三钱 香附钱半 续断三钱 水煎服。四剂尚合机宜；改用知柏四物汤加减治之。

当归二钱 生地五钱 白芍三钱 黄柏一钱 知母二钱 川芎一钱 续断二钱 桑寄生三钱 水煎服。

八剂三诊，是月，经不再行，大便通畅；议以左归丸调补肝肾，以善其后。

生地黄四钱 淮山药三钱 山萸肉三钱 枸杞三钱 菟丝

子三钱 龟板胶五钱 炙甘草二钱

右方加十倍，共研细末，炼蜜为丸，淡盐汤送服，早晚各服四钱。

自按：年将七七，冲任脉衰，天癸当竭，兼以营分伏热，血不宁静，错经妄行。乃先用清营泻火，调肝理气之后，继则调补肝肾，亦即调摄奇经，以八脉隶于肝肾故也。

（四）

患者：谢×× 女 二十岁 萍乡人。

症状：经愆不调，常三五月一至，量少色黑。头目昏瞀、咽干口苦、胸痛身疼、脉象细弦、舌绛苔少。

诊断：水亏火炽，血海枯竭。

疗法：主以壮水制火，养血调经之法。

熟地五钱 当归三钱 麦门冬三钱 生地五钱 益母草三钱 白芍三钱 玄参三钱 丹皮二钱 栀仁二钱 水煎服。

服药八剂，颇合效机；仍宗原法加减图治。

熟地六钱 生地四钱 当归三钱 麦门冬三钱 香附三钱 丹皮三钱 益母草三钱 阿胶四钱 水煎服。继服八剂，经渐正常，后服八珍丸一料而愈。

自按：此症由于防火内烁，经血衰竭，傅青主责其水亏火炽，主以两地汤之壮水制火，兹宗其旨。

月经涩少

患者：卢×× 女 二十五岁 萍乡人。

症状：一九三四年孟秋，精神萎顿、形体虚羸、声低息短、少气懒言、食欲不振。频年以来，经血量少、甚至一现辄净、颜面苍白、脉象涩弱、舌苔净少、心烦口渴。

诊断：七情郁结，气虚血少，脾胃亏损，化源衰竭。

疗法：议用补阴养血法。

生地黄四钱 熟地黄四钱 玄参三钱 当归三钱 白芍三钱 麦门冬二钱 地骨皮三钱 牡丹皮三钱 香附二钱 阿胶四钱 水煎服。服药八剂，精神好转，食欲增进；再予圣愈汤十剂而愈。

黄芪六钱 党参四钱 当归三钱 熟地四钱 白芍三钱 川芎二钱 茯神三钱 益母草二钱 炙甘草二钱 水煎服。

自按：予在大队补血剂中，佐以参芪补气，是本内经阳生阴长之旨。

逆经

（一）

患者：周×× 女 二十二岁 萍乡人。

症状：每值月经将潮，辄自觉有气上冲、喉中发痒。呛咳咯血、经黑成块、手心与足心发热、二便不利、脉象弦数、舌赤苔黄。

诊断：火郁营分，迫血逆行。

疗法：金匮："火逆上气，咽喉不利者，麦门冬汤主之"。兹宗其意。

玉竹四钱 麦门冬三钱 法半夏三钱 荆芥炭三钱 焦栀仁二钱 蒲黄炭二钱 牛膝三钱 瓜蒌仁三钱 软白微三钱 白前根二钱 甘草一钱 水煎服。

四剂颇见功效；改投清热凉血，导血归经。

当归二钱 生地四钱 白芍三钱 川芎一钱 丹皮二钱 地骨皮三钱 焦栀仁三钱 炙天丁二钱 牛膝三钱 制香附二钱 水煎服。

四剂咯血已止；法当滋肝养血，以加减柏子仁丸治之。

柏子仁四钱 茯神三钱 生地三钱 白芍三钱 玉竹三钱 益母草三钱 牛膝三钱 水煎服。六剂痊愈。

自按：江河无倒流之水，风鼓之也；人身无逆行之血，火激之也。血逆直犯清道，法宜引血下行，则海不扬波，循经有序矣。

（二）

患者：欧阳×× 女 三十七岁 萍乡人。

症状：半年来经期趋前。来经之先，辄唾黑血十余口、胸中灼热、烦渴饮冷、口中作鱼腥气、脉象沉弦有力、舌绛苔黄。

诊断：肝火扰攘，迫血逆行，月经失序，不循常道。

疗法：主以凉血通瘀，抑制肝火，导血下行。

当归二钱 生地黄五钱 赤芍二钱 丹皮二钱 牛膝二钱 黑栀仁三钱 侧柏叶四钱 藕节三钱 花粉三钱 竹茹三钱 白茅根八钱 水煎服。

服六剂，血止脉平，原方继进十剂而愈；嘱其每月经前煎服四剂，连服三月，从未复发，月经亦调。

自按：血以下行为顺，导火下行，则血自归经，不致上出清窍而倒行逆流也。

痰滞经闭

患者：邓×× 女 二十六岁 萍乡人。

症状：头痛恶心，温温欲吐。胸中闷郁，按之有形如拳。经水十阅月不至、脉象沉滑、舌苔白腻。

诊断：痰饮凝滞，阻塞胞脉。

疗法：议用祛痰涤饮行滞通经法，以加味导痰汤主之。

茯苓五钱 法半夏三钱 陈皮二钱 制南星二钱 炒枳实二钱 生卷柏三钱 甲珠一钱 制香附三钱 芸苔子一两 牛膝三钱 甘草一钱 水煎服。

六剂经通，胸中积块消失，脉搏冲和；改进归芍六君子汤，祛痰补气善后。

自按：饮食入胃，中焦化气取汁，奉心火化为血液，灌溉全身，盛满有余，下入冲任，按期而至，故曰月信。一旦冲任失调，胞脉阻塞、则经闭不至，必察其致病因素，洞彻病机以调之。

血枯经闭

（一）

患者：赖×× 女 十九岁 萍乡人。

症状：头晕目眩、肢体疲软、不思饮食、经水四月不至、胸中灼热、大便五六日一次、脉象涩弱、舌苔薄白。

诊断：纳少运迟，化源衰竭，血海空虚，故月事不来也。

疗法：议以理脾健胃，资生化源，以芎归异功散合四乌贼骨一芦茹丸加减治之。

党参三钱 白术三钱 淮山药四钱 茯苓三钱 陈皮钱半 川芎二钱 当归三钱 茜草一钱 炙甘草一钱 乌贼骨三钱 水煎服。

四剂胸热消失，脉证改善；但月经尚未来潮；复议用归脾汤主之。

黄芪三钱 党参三钱 白术三钱 当归三钱 茯神二钱 炒枣仁四钱 远志一钱 广木香一钱 龙眼肉三钱 炙甘草一钱 水煎服。

服二十剂，信水来潮，恢复健康。

自按：经云，“二阳之病发心脾，有不得隐曲，女子不月”。前者由于血滞，后者属于血枯，虚实不同。

本例为血枯经闭，不可骤施攻破，酿成下损，致犯虚虚之戒。

（二）

患者：周×× 女 三十岁 萍乡人。

症状：经水四月不至，伴有掌心发热、食欲不振、大便飧泄、脉象短涩、舌质淡、苔薄白。

诊断：脾虚不运，营血不足。

疗法：主以补脾滋血法，以加味归脾汤治之。

黄芪四钱 党参三钱 白术三钱 茯神三钱 当归二钱 枣仁三钱 远志一钱 木香一钱 炙甘草一钱 白薇二钱 龙眼肉三钱 水煎服。连服二十剂，热退经通，恢复健康。

自按：脾居中州，职司运化，化源不振，则信水愆期；健运无权，则食减便溏。故用归脾汤补脾生血。气血充实，自然经血来复矣。

气虚血崩

患者：陈×× 女 二十二岁 萍乡人。

症状：经来如崩、头晕、肢厥、自汗、纳少、精神困惫、少气懒言、颜面惨白、大便溏泄、脉象微细、舌苔薄白。

诊断：阳不护阴，气不摄血，肝脾不藏，冲任不固。

疗法：血脱益气，古有明训。议用归脾汤加味以补气摄血，固涩奇经。

黄芪八钱 党参六钱 白术四钱 归身三钱 茯神三钱 枣仁四钱 远志钱半 木香一钱 炙甘草一钱 龙眼肉五钱 鹿角霜八钱 阿胶珠五钱 水煎服。

四剂崩止厥回，纳食有增；仍守原方继服二十剂，恢复健康。

自按：脾胃为仓廪之官，水谷之海，五脏六腑，精神气血化生之大源。故凡气血虚脱之症，惟有理脾建中一法，大补化源方能有济。

气陷血崩

患者：温×× 女 五十二岁 萍乡人。

症状：经血暴崩如注、倦怠嗜卧、短气不足以息、目眩头晕、颜面苍白、自汗欲脱、手足厥冷、脉象微弱、舌淡苔少。

诊断：脾胃素虚，劳伤过度，气虚下陷，不能统血。

疗法：议用升阳举陷法，以补中益气汤加味主之。

黄芪一两　党参八钱　白术五钱　当归五钱　升麻二钱　柴胡二钱　续断三钱　陈皮二钱　侧柏炭三钱　炙甘草二钱　醋炒棉花子三钱　水煎。服四剂血势大减，精神转佳；再予八珍汤加味调理善后。

党参五钱　白术四钱　茯苓三钱　熟地四钱　当归三钱　白芍三钱　川芎二钱　炙甘草二钱　鸡血藤胶四钱　水煎服。十剂而愈。

自按：气为血帅，血随气行。气逆则血上逆而为吐衄；气陷则血下溢而为崩漏。兹以气陷血脱，故用陷者举之，血脱益气之法。

暴怒血崩

患者：李××　女　二十六岁　萍乡人。

症状：暴怒之下，突然寒热往来、头痛如劈、势不可遏。晕厥复苏者再。脉象弦数、舌质纯红、舌苔黄白。

诊断：暴怒伤肝，震动血海，气火奔迫，经血妄行。

疗法：议用舒肝解郁、降火折冲法，以逍遥散加减治之。

归身二钱 白芍四钱 柴胡钱半 茯苓三钱 丹皮三钱 焦栀仁三钱 地榆炭三钱 白头翁三钱 甘草钱半 荆芥炭二钱 水煎服。八剂而安。

自按：暴崩如泻，冲决难遏。医当此际，宜折其气冲、平其肝气，遂其曲直之性，引其离经之血，复还故辙，非徒用止涩可愈也。

血热血崩

（一）

患者：陈×× 女 三十七岁 萍乡人。

症状：骤然经血大量奔流，初如泄水涌泉，继则淋漓不断。持续两月之久。头晕目眩、脘闷心烦、胃纳欠馨、大便秘结、脉象弦数、舌苔黄糙。

诊断：阴虚阳扰，血热沸腾，脉络损伤，冲任失固。

疗法：予凉血止血法，以加味犀角地黄汤主之。

犀角三钱 生地黄六钱 丹皮三钱 白芍四钱 焦栀仁三

钱 蒲黄炭二钱 仙鹤草三钱 旱莲草三钱 侧柏炭四钱 醋炒棉花籽三钱 水煎服。

四剂各症好转；原方再进四剂，诸恙悉平；再予知柏地黄丸一斤，精神康复。

自按：忧思恼怒，激动五志之火，损伤脉络，迫血妄行，乃以犀角地黄汤清营凉血，折其暴下之势；以知柏地黄汤壮水制火，滋其既伤之阴。冲任固摄，则血不外溢。

（二）

患者：廖×× 女 三十八岁 萍乡人。

症状：一九五六年夏杪，高热烦渴，前阴下血，势如潮涌。以致颜面惨白、四肢厥逆、头顶晕痛，自汗昏迷，几濒危殆。脉象弦数有力、舌绛苔少。

诊断：体素阴亏，偶因客热侵入营分，迫血妄行，因而崩决。

疗法：议用凉血止血法，以犀角地黄汤加味治之。

犀角四钱 生地黄六钱 赤芍三钱 丹皮三钱 地榆炭三钱 白头翁三钱 蒲黄炭一钱 血余炭一钱 水煎服。

四剂血止厥回，热减神清，改投大补阴丸合三甲饮，以滋阴降火，调摄奇经。

生地黄六钱 炙龟板四钱 生牡蛎四钱 鹿角霜三钱 知

母二钱 炒黄柏一钱 玉竹四钱 马料豆一合 水煎服。

四剂热退渴止，知饥纳谷；再予滋阴养血，固摄奇经之品善后。

生地黄四钱 当归二钱 白芍三钱 杜仲三钱 续断三钱 鸡血藤胶四钱 生牡蛎四钱 水煎服。六剂而安。

自按：经曰："阴虚阳搏谓之崩"；张景岳云，"血崩如潮涌，乃是血热妄行"。诊脉弦数有力，显系血热实证。故初用凉血降火；继则调摄奇经，血自归经矣。

虚寒血崩

患者：杨×× 女 四十八岁 萍乡人。

症状：一九六四年春，陡然血崩，不可遏止。头目眩晕、纳少形羸、脐冷怯寒、健忘多梦、脉象沉细、舌淡苔少。

诊断：真阳式微，寒客胞宫。冲任失调，血不归经。

疗法：议用益火暖宫，收脱固下，调理冲任法，以胶艾汤合补宫丸加减治之。

阿胶珠四钱 炒艾叶二钱 附片三钱 禹余粮三钱 鹿角霜五钱 乌贼骨三钱 炮姜二钱 补骨脂三钱 水煎服。

服药五剂颇效；原方继进十五剂，各证次第消失；后以鹿茸补养收功。

自按： 下焦虚寒，冲任不摄，阳不固阴，阴不维阳，必须调补冲任，收摄固下。此与血热崩漏之病机不同，治疗亦异。

瘀积血崩

患者： 邓×× 女 四十八岁 萍乡人。

症状： 经血暴下、势不可止，色呈紫黑，腥臭难闻。小腹闷痛、脉弦有力、舌青苔黄。

诊断： 瘀积日久，陡然暴崩。

疗法： 法当因势利导，通因通用，议以桂枝茯苓丸合失笑散加味治之。

桂枝一钱 茯苓三钱 桃仁一钱 丹皮二钱 赤芍二钱半 炒蒲黄一钱 生蒲黄一钱 炒五灵脂二钱 生鹿角片三钱 水煎服。

三剂腹不痛，出血减；再予加味四物汤调理善后，五剂而痊。

当归三钱 赤芍二钱 川芎钱半 小蓟炭二钱 蒲黄炭钱半 醋炒香附二钱 醋炒棉花籽二钱 生地黄四钱 水煎服。

自按：血液外溢则为瘀，血既成瘀，则不能复归共经，积聚日久，故暴崩而下。瘀血不去，则新血不生，甚至结为症瘕，务须消而去之，使不留滞冲任，以贻后患。

脾虚白带

（一）

患者：谢×× 女 四十五岁 萍乡人。

症状：白带淋漓，经常不断。头晕、腰痛、溺短、便溏、食欲不振、脉象濡细、舌苔薄白。

诊断：脾虚气陷，湿浊下流。

疗法：徐之才曰："涩可固脱"。内经云，"陷者举之"。议用一升一涩，以升陷收脱。

白术四钱 茯苓三钱 党参三钱 黄芪四钱 升麻钱半 鹿角霜一两 煅牡蛎八钱 石榴皮三钱 没食子三钱 炙甘草二钱 水煎服。四剂颇合病机；原方继进八剂，各证向安，食欲增进，恢复健康。

自按：此证由于脾寒湿盛，脱陷注下，故于补脾举陷法中兼以固摄为治。

（二）

患者：聂××　女　四十六岁　萍乡人。

症状：头昏目眩、颜面萎黄、气短乏力、腰膝酸痛、白带甚多、食欲不振、脉象濡细、舌苔白腻。

诊断：脾虚湿胜，精微不化，中气下陷，带脉失司。

疗法：拟以健脾理湿之法，予加味六君子汤主之。

党参三钱　白术四钱　茯苓五钱　法半夏二钱　陈皮二钱　萆薢三钱　杜仲四钱　炙甘草一钱　水煎服。

八剂，各证好转；再予大剂补中益气汤加味，以益气升阳、固摄奇经，二十剂而愈。

黄芪一两　党参八钱　白术四钱　当归三钱　柴胡二钱　升麻二钱　陈皮二钱　没食子三钱　杜仲四钱　炙甘草一钱　车前仁二钱　水煎服。

自按：脾阳不运，湿困于中，虚滑下陷，奇经不固，非升阳补气不能奏效。

湿热带下

（一）

患者：萧××　女　三十六岁　萍乡人。

症状：经来颜色紫黑成块；经净则白带绵绵而下，循环反复，日久不止。致腰酸体重、小腹疼痛、脉缓、苔黄腻。

诊断：肝脾瘀滞，湿热下流，带脉失司，冲任不固。

疗法：议补脾调肝理湿清热法，以加味逍遥散治之。

白术三钱　茯苓五钱　当归三钱　白芍三钱　柴胡钱半　丹皮三钱　栀仁三钱　黄柏二钱　炙甘草一钱　鸡冠花二钱　水煎服。

八剂，各症减轻；改进小分清饮加白术十剂痊愈。

白术三钱　茯苓五钱　苡仁八钱　猪苓二钱　泽泻二钱　杜仲三钱　续断三钱　水煎服。

自按：此证由于肝脾瘀滞，湿热下注，带脉不引，胞宫不清，故专重理脾清热，兼顾奇经为治。

（二）

患者：周××　女　二十五岁　萍乡人。

症状：经闭三个月、头目眩晕、腹部落胀、小便灼热、大便燥结、白带淋漓不断、腥臭难闻、脉象弦劲、舌绛苔黄。

诊断：肝经湿热下注，故带下淋漓。

疗法：河间、丹溪俱以带同痢治，兹师其意，予龙胆泻肝汤，以排除湿热之邪。

当归二钱　黄芩三钱　栀仁二钱　白芍三钱　柴胡钱半　龙胆草钱半　泽泻二钱　石决明四钱　甘草一钱　椿根白皮三钱　水煎服。

五剂获效；改进保阴煎十剂而愈。

熟地二钱　生地二钱　白芍二钱　淮山药钱半　茯苓钱半　黄芩一钱　黄柏一钱　续断二钱　甘草一钱　椿根白皮二钱　水煎服。

自按：肝郁化火，乃阴不足而阳有余，故先宜清热化湿，后以养血育阴收功。

（三）

患者：李××　女　五十二岁　萍乡人。

症状：年逾五旬，月经未绝。每次持续不止，并见带下黄水，腥臭难闻。腰酸足肿、精神不振、脉象濡细、舌苔薄黄。

诊断：脾虚气弱，湿热下注，冲任不固，带脉失司。

疗法：主以理脾胜湿，佐以固摄奇经，以六合汤加味治之。

当归三钱　白芍三钱　川芎二钱　生地三钱　赤苓四钱

白术二钱 大腹皮三钱 条黄芩二钱 菟丝子三钱 杜仲三钱 水煎服。十剂而愈。

自按： 湿热流入血分，脾虚不能统血，冲任不固，带脉失司，形成经带俱下之证，故于理血队中，佐以清热胜湿，兼顾奇经为治。

虚寒带下

患者： 文×× 女 四十二岁萍乡人。

症状： 一九五七年孟夏，小腹作胀，前阴常下黏液如米泔，甚至如泄水涌泉。腰背酸痛，每次发作辄数日不止。脉象沉弦、舌苔白腻。

诊断： 奇经虚损，带脉失司，胞宫清冷，肾命火衰。

疗法： 治以温寒化湿，温涩并用之法，以加味五苓散主之。

白术四钱 茯苓三钱 桂枝三钱 猪苓二钱 泽泻一钱 益智三钱 破故纸三钱 禹余粮五钱 赤石脂四钱 杜仲三钱 水煎服。

一剂减，四剂止；改进附桂八味丸一料痊愈。

自按： 带脉不固，由于肾命火衰，下焦虚寒，阳不运化所致。爰于通利法中，佐以温摄之品，带下自愈。

三八、胎前门

恶阻

（一）

患者：陈 × × 女 二十五岁 南昌人。

症状：经停三个月、昏倦思卧、恶食、得食即吐、胸痞、倾吐黄色苦水、心嘈嗜酸、口苦咽干、脉弦滑、舌赤苔黄。

诊断：胎火上干、胃失降和。

疗法：主以辛开苦降之法，仿生姜泻心汤意治之。

党参四钱 法半夏三钱 黄连一钱 黄芩二钱 大枣四枚 生姜三钱 甘草一钱 竹茹三钱 水煎服。

一剂减轻，再剂吐止，三剂纳食安谷而愈。

自按：胎气上逆，中焦壅滞，故用芩、连之苦以降火；生姜、半夏之辛以散结。辛开苦降，共成开脾降逆之功；参、草、大枣补虚调元，具有协济赞勷之力。运用经方、效如桴鼓。

（二）

患者：肖××　女　二十七岁　南昌人。

症状：经断两月有余、头昏眼花、疲倦嗜卧、恶闻食臭、饥而不能食、食则呕吐不已、大便溏薄、喜热嗜酸、脉象沉细而迟、舌淡苔少。

诊断：素体虚寒，胃阳不振，胎气阻逆，运降无权。

疗法：议用温胃醒脾，和中降逆之法，以加味温胃饮治之。

党参三钱　白术三钱　炒扁豆二钱　母丁香钱半　叩仁一钱　砂仁钱半　姜半夏三钱　泡姜一钱　附片三钱　炙甘草一钱　水煎服。

一啜见效，再啜吐止，三剂纳食安谷。因去丁、叩，加当归三钱，以养血安胎；续服两剂而愈。

自按：千金治恶阻，用半夏茯苓汤。盖以半夏和胃降逆，为呕家圣药，后世以半夏动胎，畏不敢用，而附子之大辛大热，则更视为鸩毒，是不知内经“有故无陨”之旨也。

（三）

患者：刘××　女　十九岁　萍乡人。

症状：头昏头痛、精神疲倦、四肢无力、食后胸中拒格不下，满闷不舒，必尽量吐出而始快。经水三月未至、脉象缓滑、舌苔薄白、二便正常。

诊断：体弱中寒，胎元不振，冲脉上逆，胃失降和。

疗法：主以和胃安胎，予香砂六君子汤主之。

党参三钱　白术二钱　茯苓二钱　藿香一钱　砂仁一钱　法半夏二钱　陈皮一钱　炙甘草一钱　生姜二钱　母丁香一钱　水煎服。

四剂而愈。按胎由土载，改进异功散，以巩固胎元。

党参三钱　白术三钱　茯苓二钱　陈皮一钱　当归三钱　菟丝子三钱　杜仲三钱　白芍二钱　砂仁一钱　炙甘草一钱　水煎服。

自按：冲脉隶于阳明，胃失降和，则胎浊循冲脉上干，壅滞中焦，阻隔不下，故以温中和胃为治。

（四）

患者：彭××　女　二十八岁　醴陵人。

症状：呕吐泛恶、水浆不入、手心发热、绵绵腹痛、倦怠嗜卧。产后三年，月经未至。自虑已成痨损，但脉象缓滑，两尺更圆滑如珠。

诊断：脾胃虚寒，温运失司，胎浊上干，降和无力。

疗法：议用和胃止呕，养血安胎法，以归芍六君子汤治之。

党参四钱　白术三钱　陈皮二钱　法半夏三钱　当归身三钱　白芍二钱　菟丝子三钱　炙甘草一钱　生姜三钱　水煎服。

四剂呕止安谷，精神转佳；再进六剂痊愈。

自按：脾胃虚寒，胎气上干，故恶心呕吐，倦胎嗜卧。自当培土镇呕，养血安胎。诊脉圆滑如珠，是为怀孕之脉。

子嗽

（一）

患者：刘××　女　二十四岁　萍乡人。

症状：经断三阅月、咳嗽、唾黄色浓痰、胸膈不开、饮食无味、脉象阴搏阳别、舌苔微腻薄黄。

诊断：胎火侵肺，肺郁为热，清肃之令不行，升降之机被窒。

疗法：主以清火安胎，佐以化痰止嗽法，予加减紫菀汤主之。

炙紫菀三钱　天门冬三钱　桑白皮三钱　杏仁二钱　白桔

梗二钱 淡黄芩钱半 生甘草钱半 水煎，白蜜五钱和服。

六剂嗽愈过半；前法合百合散加减治之。

炙百合三钱 炙紫菀二钱 天门冬二钱 生甘草一钱 炒竹茹二钱 水煎服。四剂而安。

自按：子嗽一证，有表、里、虚、实、寒、热之不同，散、清、温、补之异治，必须辨证明确，未可混淆。

（二）

患者：邓 × × 女 二十三岁 萍乡人。

症状：自述咳唾浓痰，呼吸困难，已两阅月。食欲不振，尤恶油腻。精神衰减、倦怠欲眠、经水四月未至、乳房不胀、腹部无形、脉象滑数、两尺更甚、舌苔白腻、面呈鲜妍。

诊断：脾肺气虚，胎失所养；益以脾阳不足，肺失通调，则痰阻肺窍，因而咳嗽频作。

疗法：主以理脾宣肺，佐以养血安胎，予异功散加味治之。十剂而安。后生一子。

党参三钱 白术三钱 茯苓四钱 陈皮二钱 当归三钱 白芍二钱 款冬花二钱 紫苑二钱 杏仁二钱 炙甘草一钱 水煎服。六剂后，咳痰俱减、胃纳较健、呼吸顺利；原方去杏仁；加五味子一钱 生淮山药三钱。连服五剂而愈。

自按：此证经停四阅月，乳房、腹部无变化，而精神倦怠、两腮鲜妍、脉沉滑数、尺中更甚。知为妊娠先兆，而纳少气短，故作脾肺气虚处理。

子悬

患者：王×× 女 二十一岁 萍乡人。

症状：身怀有孕、胎气上逼、胸膈闷痛喘息、烦躁欲死、脉象浮滑、舌苔薄白。

诊断：素多郁闷，痰气壅塞，胎气上冲，喘息不已。

疗法：主以顺气安胎之法，用紫苏饮加减治之。三剂病减，后用归芍四君子汤调理而安。

紫苏叶三钱 杭白芍二钱 川芎一钱 广陈皮一钱 白茯苓三钱 炙甘草一钱 生姜二钱 葱白一枚 水煎服。

自按：此证由于胎气上迫，以致痰气壅塞，故先以除痰顺气；继以和脾理血为治。

子烦

患者：郑×× 女 三十六岁 萍乡人。

症状：怀孕已四、五个月，胎动心烦、坐卧不安、心惊胆怯、舌赤苔黄、脉象滑数。

诊断：心火乘肺，血不养胎，火性动扰，故令胎动心烦。

疗法：主以清心除烦，佐以养血安胎之法，予犀角散加减治之，一剂见效，五剂痊愈。

洋参钱半 麦门冬四钱 犀角钱半 竹叶三钱 赤茯苓三钱 条黄芩一钱 甘草一钱 山栀二钱 水煎服。

自按：按子烦一证，有心火乘肺、肝火偏旺、阳明胃热、肾亏火燥之不同，务须临床详辨，按经施治，方能有济。

子气

患者：张×× 女 二十九岁 萍乡人。

症状：妊娠六、七个月，腿膝浮肿、趾流黄水、胸闷喘息、小便不利、脉象弦迟、舌苔白腻。

诊断：胎气壅滞、失于宣畅，水汽侵入胞胎之故。

疗法：议用顺气安胎法，以天仙藤散治之。一剂小便通畅，再剂喘闷减轻，连服四剂而愈；继予八珍汤加艾叶、黄芩以护胎元。

天仙藤三钱　台乌药三钱　陈皮一钱　木瓜二钱　紫苏叶二钱　香附二钱　大腹皮二钱　炙甘草一钱　当归身三钱　水煎服。

自按：妊娠子气，乃因胎元壅滞、水气不化，以致喘闷浮肿，非渗利所能奏效。古方天仙藤散，宣畅气机，行气化湿，气行则水行，与此证最合机宜。

子肿

患者：谢××　女　二十九岁　萍乡人。

症状：一九五四年春，妊娠五、六个月，面目肢体浮肿、胸腹膨胀、小便短涩、脉象濡滑、舌苔白腻。

诊断：脾虚挟湿，渗溢皮肤，温运失职，故成浮肿。

疗法：主以补脾渗湿法，予全生白术散治之。

党参五钱　白术三钱　茯苓皮四钱　陈皮二钱　腹皮二钱　姜皮五分　冬瓜皮一两　水煎服。

连服六剂，胸腹舒适、小便通利、浮肿尽消；改投八珍汤气血双补善后。

自按：湿郁中焦，脾不运化，肺乏通调，肾失开泄，以致水聚而成浮肿之症。方用参、术理脾，五皮渗湿，以免伤中馁气故也。

子痫

患者：朱×× 女 三十岁 萍乡人。

症状：据诉连生三胎，每在妊娠期，经常仆倒流涎、口噤身强、手足搐搦、颜面潮红，十余分钟自苏。脉象滑数、舌苔黄腻。

诊断：平素肝阴不足，妊娠则血不养胎。阴血既亏，风阳挟痰火阻滞气机、扰乱神明、发为子痫。

疗法：主以滋水息风，豁痰宣窍法，盖阴液充而真气自固，肝火熄而风阳自定矣。

羚羊角粉六分（冲服）生地五钱 白芍三钱 炒枣仁三钱 茯神三钱 川贝母二钱 远志一钱 栀仁二钱 麦门冬心二钱 天竺黄二钱 水煎服。

连服二十剂，诸证渐安；嗣以六味地黄丸善后。

自按：子痫一证，妇科以属风痉，多用风药。其实此风非外来，乃肝风内动，挟痰为患。其所以肝风内动者，又因平素阴亏，水不涵木。妊娠之际，分血荫胎，阴愈不足，血燥风生，扰乱神明，法当滋水涵木、柔肝息风，非温燥发散祛风所能治也。

子淋

（一）

患者：冯×× 女 三十一岁 醴陵人。

症状：一九三〇年仲春，妊娠五、六个月，小便涩少频数、热如汤沃，淋漓刺痛。脉象弦数、舌质深绛，舌苔黄糙。

诊断：肺阴不足、膀胱郁热。

疗法：议以滋养肺阴，通调水府之法，予生脉合导赤散加味治之。四剂而愈。

西洋参三钱 麦门冬四钱 北五味子五分 大生地五钱 竹叶三钱 地肤子三钱 小木通三钱 栀仁二钱 甘草梢一钱 水煎服。

自按：肺热伤阴，水源枯竭。生脉散滋补肺阴，以资水之上源，胎火蕴郁，热蓄下焦；故佐导赤散引热下行，以利热之出路。上下清宁，胎自安矣。

（二）

患者： 金 ×× 女 二十八岁 醴陵人。

症状： 一九三一年，妊娠六、七个月，倦卧乏力，小便灼痛带血，频数无度。脉象虚软而数，舌苔薄黄。

诊断： 劳则动火，劳则气陷，气陷火郁，血流脬中，阻塞溺窍。

疗法： 议用补气升陷法，以东垣补中益气汤加减治之。三剂而安。

黄芪四钱 党参三钱 白术二钱 升麻一钱 柴胡一钱 陈皮一钱 当归二钱 麦门冬三钱 炒黄柏一钱 炙甘草一钱 水煎服。

自按： 经云，“中气不足，则溲溺为之变”可见溲溺之病，有属中气虚陷与前例之挟热者不同。东垣对气陷火郁之论最精，补中益气之制最奥。细心体会，有助于辨证施治。

（三）

患者： 舒 ×× 女 二十八岁 萍乡人。

症状： 妊娠七个月，于酷暑季节中，患小便涩少，点滴刺痛。小腹作胀，已七、八日，医作转胞治不应。舌苔薄黄、脉象滑数。

诊断： 时令之火与胎火下移膀胱，为子淋症。

治疗：议用苦寒清降法，以苓泽六合汤加味主之。

当归三钱 川芎一钱半 生地黄三钱 白芍二钱 赤茯苓二钱 泽泻一钱半 山栀仁钱半 木通一钱 地肤子三钱 天门冬三钱 水煎服。

两剂见效、四剂痊愈。

自按：转胞与子淋的临床鉴别：转胞则不涩不痛；子淋则淋漓涩痛。前者为胎压膀胱；后者多因膀胱积热。以此为辨。

妊娠尿血

患者：汪×× 女 二十六岁 醴陵人。

症状：一九四二年孟夏，妊娠五、六个月，小腹作胀、血随溺出、脉象沉滑而数，寸尺尤甚。舌尖色赤起刺、舌苔薄黄。

诊断：心热下移小肠，渗入膀胱所致。

疗法：主以育阴清热法，予四苓散加味治之。

白术二钱 茯苓三钱 猪苓二钱 泽泻二钱 山栀仁二钱 阿胶珠三钱 仙鹤草三钱 水煎服。

四剂血止、脉平；改进养血安胎而愈。

当归二钱 白芍二钱 生地四钱 川芎一钱 续断三钱

菟丝子三钱 阿胶珠三钱 水煎服，六剂。

自按：此证与胎漏不同之点：胎漏不时出血；尿血则血随溺出；胎漏血出阴道，尿血则血出溺窍。宜细辨之。

胎漏

（一）

患者：刘×× 女 十九岁 萍乡人。

症状：一九五三年秋初，妊娠三四个月，突然漏血、头昏腰酸、子宫有下垂感、脉弱无力、舌苔薄白。

诊断：冲任不固、气虚下陷。

疗法：予胶艾汤加味主之，以益气摄血，调补奇经。

阿胶三钱（烊化另兑）陈艾叶一钱 黄芪六钱 党参四钱 杜仲三钱 炒续断三钱 黑芥二钱 地榆炭三钱 水煎服。

六剂病愈；继以八珍汤调理而安。

自按：中气虚陷，奇经亏损。故以党参、黄芪，益气举陷；杜仲、续断固补奇经；胶、艾温养胞宫。倘漏卮不塞，则胎元下坠矣。

（二）

患者：徐×× 女 二十六岁 萍乡人。

症状：一九五六年春，怀孕五阅月，因暴怒而动肝火。胸胁刺痛，渐至漏血。口苦咽干、头疼欲吐、脉象弦数、舌苔黄白。

诊断：怒动肝火，火迫胎漏。

疗法：议用疏肝泻火法，以小柴胡汤加减治之。

洋参二钱 柴胡钱半 法半夏二钱 黄芩二钱 栀仁三钱 香附钱半 甘草一钱 水煎服。

四剂而愈；后以四物汤加菟丝、杜仲而安。

自按：气有余便是火。怒动肝火，以致肝不潜藏，迫血漏下。小柴胡汤加栀仁，疏肝泻火，散中寓清，可称合拍。

妊娠激经

（一）

患者：周×× 女 二十八岁 萍乡人。

症状：自述受孕后仍按月行经，但经量较少，无其他不适。脉象滑数，舌红苔少。

诊断：古称激经。为血盛有余之象。

疗法： 议用清热凉血法，以王海藏热六合汤治之。

当归身三钱 生地五钱 白芍三钱 川芎一钱 黄连一钱 生栀仁三钱 白头翁二钱 水煎服。

连服十剂，经期血不复至，胎元巩固，后举一男。

自按： 妊娠按月行经，称为激经，亦名垢胎，古人责其血盛有余。今舌赤脉数，血热可知，治以清热凉血，则血得凉而不走，胎得凉而自安。女科纂要说："产前当清热养血。清热则火不妄动；养血则胎有所资"。可谓要言不烦。

胎动

（一）

患者： 魏×× 女 三十二岁 萍乡人。

症状： 一九五三年仲春，有孕五阅月，因劳动过度、忽然腹痛下血，胎动不安，有陨堕之势。脉虚自汗、舌淡苔少。

诊断： 劳动失节，冲任受损，气虚不摄，胞系不固。

疗法： 治宜补气摄血，调理冲任，巩固胎元。

石柱参三钱 白术三钱 黄芪五钱 当归三钱 杜仲三钱

阿胶三钱 艾叶一钱 续断三钱 炙甘草一钱 水煎服。

日服二剂。连服八剂，血止胎安。

自按： 气虚则提摄不固；血虚则灌溉不周。但冲为血海，任主胞胎，冲任不固，则胎动难安。故亟宜大补气血，调摄冲任，以保胎元。

（二）

患者： 孙×× 女 三十岁 萍乡人。

症状： 一九五二年冬，怀孕三阅月，子宫出血、胎动不安、腰腹酸疼、神衰气短、脉象缓弱、舌苔薄白。

诊断： 劳倦过度，中气受戕，胎元失养，遂致胎动。

疗法： 法宜补脾以统血，益气以摄血，以归芍四君子汤加味主之。

党参四钱 白术三钱 茯苓三钱 归身三钱 白芍三钱 杜仲三钱 桑寄生三钱 黑荆芥二钱 炙甘草一钱 姜炭一钱 水煎服，六剂而安。

自按： 土为万物之母，坤厚方能载物，胎元之长养，全赖脾土资生，故补脾则中气固，自无胎动之患矣。

（三）

患者： 文××　女　二十一岁　萍乡人。

症状： 身孕已三阅月，突然下血不止、腹中疼痛、腰部酸胀、脉象滑数有力、舌质红、苦黄腻。

诊断： 血分蕴热，灼伤胞宫，胎失所养，动而不安。

疗法： 主以补气护胎，佐以清热凉血之法。

黄芪四钱　党参六钱　归身三钱　生地四钱　白芍三钱　阿胶三钱（蒲黄炒珠）续断三钱　枯黄芩二钱　侧柏叶三钱　益母草三钱　水煎服。

四剂腰腹痛止；继进六剂，血净胎安。

自按： 血热则妄行，故用四物汤加黄芩、柏叶、益母草清热以宁血；气为血帅，故加参、芪、补气以摄血；阿胶养血以滋阴；但川芎辛窜、艾叶暖宫，此均当禁。

妊娠热痢

患者： 何××　女　三十四岁　萍乡人。

症状： 一九五三年仲秋，妊娠五、六个月，腹中疼胀、里急后重、滞下脓血，日夜无度。胎元不安，口苦不欲食，脉象弦数，舌赤苔黄。

诊断：怀孕期间，感受湿热，瘀滞胃肠，是为妊娠热痢。

疗法：主以清热调气之法，予加减芩连芍药汤治之。

黄芩二钱 黄连一钱 白芍四钱 厚朴钱半 木香七分 当归钱半 甘草一钱 水煎服。

三剂腹痛后重减轻，痢仍未止；改投白头翁汤加味治之。

白头翁三钱 黄连五分 黄柏一钱 秦皮钱半 阿胶三钱 白芍四钱 甘草一钱 红曲米二钱 鲜荷梗一尺 水煎服。

连服四剂，痢止胎安、知饥纳谷；再以四物合三物胶艾汤三剂而愈。

当归二钱 白芍三钱 生地三钱 川芎七分 阿胶三钱（蒸化兑入）艾叶三分 石榴皮一钱 水煎服。

自按：妊娠痢疾，古人有三禁、五审之说：一禁荡涤肠胃，防止胎气下堕；二禁渗利膀胱，以免阴液脱亡；三禁兜涩，以致后重转加。一审饮食之进退；二审二便之通涩；三审腹痛情况；四审有无后重；五审有无发热。但宜调气和血，安胎为主，不宜破气行血，妨碍胎元。

三九、产后门

产后温病

患者：许×× 女 二十二岁 萍乡人。

症状：一九三七年暮春，气候温暖，产后患病。头疼身痛、大渴引饮、心烦不眠、神昏谵语、不食不饥、壮热不已、二便灼热、脉象洪数有力、舌色深绛无津。

诊断：新产体虚受感，温热入于阳明。

疗法：用清热救津法，予张锡纯加减人参白虎汤主之。

生石膏一两 元参四钱 洋参二钱 山药三钱 粉甘草二钱 水煎服。

两剂热退渴减，脉转冲和；再予滋阴清胃汤治之。

元参一两 当归三钱 白芍五钱 甘草二钱 茅根五钱 水煎服。紫雪丹一钱（作二次吞服。）

服四剂后，诸证已罢；再进加味四物汤治之。

当归三钱 生地六钱 白芍三钱 川芎二钱 生淮山四钱 净枣仁四钱 大枣四枚 水煎服。

自按：一般产后忌用寒凉，当此内热燔灼，又不可无权宜之计。神农本草经谓：玄参主治产乳余疾，用以代替知母之苦寒，亦灵活运用也。

产后中风

患者：陈×× 女 三十六岁 长沙人。

症状：宿患痫证，体丰多痰。产后，忽牙关紧闭、痰涎上涌、唇缓失音、手足瘛疭，脉象弦滑而数、舌干绛、苔黄厚。

诊断：新产亡血，内风动扰，风火痰瘀，并走于上，闭塞清窍，扰乱神明。

疗法：议用清火祛痰，凉肝息风，舒郁通络为法，以参苏饮合清魂散加减主之。

人参一钱 苏木一钱五分 泽兰叶一钱五分 川芎一钱五分 荆芥二钱 天麻二钱 川贝母二钱 天竺黄三钱 忍冬藤三钱 甘草一钱 水煎去渣；另以竹沥一匙、生姜汁三滴，兑服。

服药三剂，脉转浮缓，各恙悉平；但仍头痛颧红、苔黄口苦、小腹疼胀，乃风热蕴结，恶露未尽。法当祛瘀生新，佐以息风阳兼清痰火，用加减生化汤主之。

当归二钱 川芎一钱五分 桃仁八分 茯神三钱 赤芍一

钱五分　丹皮二钱　菊花二钱　枯黄芩二钱　炙甘草八分　水煎服。

三剂后，舌根肿痛、脉见沉数，有时昏瞶，乃痰火尚未廓清之故；再予玄参麦门冬汤治之。

玄参四钱　麦门冬三钱　生地黄三钱　菊花二钱　连翘二钱　川牛膝一钱五分　甘草一钱　水煎服。四剂后各症平复。

自按：初用清火息风；继进化瘀生新，终乃滋阴养液，循序渐进，至于痊愈。

褥劳

（一）

患者：周××　女　二十六岁　萍乡人。

症状：一九五三年六月，产后十余日，乍寒乍热、虚羸喘乏、自汗烦渴、关节疼痛、四肢倦怠、咳嗽吐痰、两颧发赤、不能纳谷、脉象弦数、舌绛苔少。

诊断：平素阴虚、新产亡血、阴血亏损、虚火浮越。

疗法：治宜补血益阴、以加减秦艽扶羸汤主之。

炙鳖甲五钱　秦艽二钱　柴胡三钱　青蒿二钱　地骨皮三

钱 紫菀三钱 当归八钱 川贝母三钱 桑白皮三钱 炙甘草一钱 益母草三钱 水煎服。

服药六剂，热退汗止、咳减喘定、能进稀糜、脉转缓象；法宜清和胃气，静养三阴，十余剂而愈。

生地黄五钱 白芍三钱 当归四钱 川芎钱半 丹皮二钱 淮山药四钱 茯苓三钱 山萸肉三钱 泽泻钱半 炙甘草一钱。

自按：产后气血亏损，百脉空虚，风邪袭人，酝酿化热，烁液耗津，致伤肺喘咳；金不制木，横克脾胃，运纳失常，化源衰竭，由虚致损转入痨瘵一途。

（二）

患者：何×× 女 二十一岁 萍乡人。

症状：产后弥月，咳嗽吐痰、骨蒸盗汗、纳少便艰、饥肉瘦削、舌绛咽干、脉象细数。

诊断：新产亡血，阴虚成痨。

疗法：议用清营泻热法主之。

银柴胡三钱 青蒿三钱 地骨皮三钱 酥鳖甲五钱 知母三钱 川贝母二钱 瓜蒌仁二钱 甘草一钱 六剂，咳嗽骨蒸均减；改投胡氏牡丹散治之。

党参三钱 川芎二钱 地骨皮四钱 知母三钱 当归三钱 丹皮二钱 香附二钱 乳香二钱 没药二钱。

四剂。诸恙悉平，仍有盗汗，仿黄芪鳖甲汤意，再进而愈。

黄芪四钱　鳖甲六钱　地骨皮三钱　知母三钱　银柴胡三钱　牡蛎粉八钱　浮小麦四钱　生地黄四钱　白芍三钱　甘草一钱　当归三钱　六剂而愈。

自按：新产亡血，血虚生热；阴虚于内，阳浮于外，清营泻热、育阴潜阳，水到渠成，沉疴得挽。

四〇、妇科杂证门

热入血室

患者：文×× 女 三十岁 萍乡人。

症状：经水适来，腹部疼痛、白带淋漓，通身酸软、耳聋烦渴、语言谵妄、午后寒热往来、口苦咽干，脉象弦数、舌绛苔薄。

诊断：经来感冒，邪热内陷，盘踞半表半里，累及肝胆二经。

疗法：主以和解少阳法，以加减小柴胡汤治之。

柴胡四钱 条黄芩三钱 花粉三钱 生地黄五钱 丹皮三钱 赤芍二钱 青蒿三钱 党参三钱 甘草一钱 生姜二钱 大枣四枚。

水煎服，四剂而愈。

自按：邪入肝胆，故用小柴胡汤助其枢转，邪热搏血；重用生地，丹皮清解血热，但应注意无犯中上二焦。

脏躁

患者: 邓×× 女 三十二岁 萍乡人。

症状: 头昏冒、喜欠伸、精神恍惚、时悲时喜、自哭自笑、默默不欲饮食，心烦失眠、怔忡惊悸、多梦纷纭、喜居暗室、颜面潮红、舌苔薄白、脉象弦滑。

诊断: 子脏血虚，受风化热，虚热相搏，扰乱神明。

疗法: 拟养心缓肝法，宗金匮甘麦大枣汤与百合地黄汤加减主之。

粉甘草六钱 淮小麦四两 大红枣十枚 炒枣仁五钱 野百合二两 生牡蛎一两 水煎服。日服二次，数剂见效；二十剂痊愈。

自按: 金匮有“妇人脏躁，喜悲欲哭……”及百合病“默默不欲食，欲卧不能卧，欲行不能行，如寒无寒，如热无热……”的描述，因仿其意，获效迅速。

缩乳证

患者: 萧×× 女 三十岁 萍乡人。

症状: 两乳房全部内缩，脐眼凹陷如仰盂。牙关紧闭、神志昏迷、四肢厥逆、冷汗不止、手足拘急、爪甲青黑、脉象沉细而迟、舌嫩滑、苔薄白。

诊断：此寒邪直中厥阴，纯阴无阳之证。

疗法：议用驱阴救逆，温中回阳法，以大剂加味四逆汤主之。

雄附片一两 上肉桂三钱 干姜一两 吴茱萸二钱 补骨脂四钱 益智三钱 川花椒二钱 炙甘草二钱 水煎，另以黑锡丹一钱 冲服。

先用胡椒末，爆竹硝各一钱，开水调和灌下，又于脐下丹田穴艾灸七壮，进行急救。服药后，厥止阳回，连服十剂，恢复健康。继以十全大补丸调理复原。

自按：真阳式微，寒中厥阴，危在顷刻，非大剂温补纯阳之品，不足以救其逆。

子宫脱垂

（一）

患者：邬×× 女 二十八岁 萍乡人。

症状：阴户有物如茄，下垂不收。小便淋沥，脉象弦数，舌苔黄厚。

诊断：七情郁火，损伤肝脾，湿热下注，肝脾郁陷。

疗法：主以清火散郁法。

当归二钱 丹皮三钱 赤芍三钱 苦参五钱 条黄芩二钱 金银花五钱 土茯苓八钱 柴胡二钱 龙胆草二钱 连翘三钱 甘草一钱 水煎服。二十剂痊愈。

自按：肝火郁遏，湿热下流，故仿逍遥散意，以清肝解郁而获效。

（二）

患者：陈×× 女 二十八岁 萍乡人。

症状：一九五三年仲冬，月经不调，超前推后，量少色黑。小腹疼胀、子宫脱垂、小便淋沥、脉象细弦、舌淡红、苔薄少。

诊断：劳役伤脾，肝脾郁陷。

疗法：拟用清热解郁，调肝理脾法，以加味逍遥散主之。

当归三钱 白芍三钱 柴胡二钱 白术三钱 茯苓三钱 丹皮三钱 栀仁二钱 香附二钱 炙甘草一钱 水煎服。

服八剂；改投补中益气汤四十剂痊愈。逾年怀孕，连生二子。

自按：此证虚中挟实，故先用归、芍养血，苓、术理脾，柴胡、香附疏肝，丹皮、栀仁清火；继用大剂补中益气汤举陷收脱而获效。

（三）

患者：杨×× 女 三十二岁 湖南人。

症状：自诉十七岁结婚后，次年生一女孩，新产临盆太早，用力过度，致子宫脱垂，不能上升。十四年来未曾生育。现症，头晕目眩、气短神疲、颜面苍白、少腹坠胀、小便淋漓、舌苔白薄、脉象虚弱。

诊断：肝虚则气郁不舒，脾虚则中气下陷。

治疗：议用升补法，予补中益气汤加五味子，以升举下陷之气。

炙黄芪二两 炙党参一两 漂白术五钱 当归身五钱 广陈皮二钱 酒升麻二钱 酒柴胡二钱 北五味子二钱 炙甘草二钱 大红枣四枚 水煎服。每日一剂，服后安卧一小时。外用五倍子六钱，生白矾二钱，煎水洗涤子宫。

自按：肝以上行为顺，气滞于下，则少腹坠胀；脾有统摄之权，中气不能升举，故子宫脱垂。血随气行，气虚血不上荣，症见头晕目眩，颜面苍白。久病难收速效，守方不变，连服六十剂，诸症悉平，子宫不再脱垂，逾年续得一男。

症瘕

（一）

患者：刘×× 女 二十八岁 萍乡人。

症状：一九四二年仲春，产后发现少腹偏左有痞块如鹅卵，疼痛拒按。潮热烦渴、月事愆期、饮食减少、肌肉消瘦、小便灼热短赤、脉象弦紧、舌苔白、舌质红。

诊断：瘀血留滞子宫，形成症痼。

疗法：治以舒肝散郁，破症消积之法。

当归三钱 炒甲珠二钱 制乳香二钱 制没药二钱 丹参五钱 玄胡索三钱 瓦楞子六钱（煅红醋淬）。

水煎服，六剂后，疼痛减、小便清；前方加减再进。

归尾三钱 赤芍二钱 红花钱半 桃仁三钱 炒甲珠二钱 煅瓦楞六钱 莪术三钱 三七一钱（研末吞）茜草二钱 鸡内金三钱 丹参四钱 水煎服。连服二十剂，痞块缩小。再进十剂，诸证豁然。改投八珍汤加益母草善后。

自按：症痼为病，法当攻消。幸喜患者年轻体壮，可胜药力，卒得斩关夺隘，克敌制胜。

（二）

患者：黎×× 女 三十二岁 萍乡人。

症状：一九三〇年孟夏，发现小腹有块如拳，胀满剧痛，不可俯仰，坐卧难安。月事不利、五心烦热、食欲不振、肌肉消瘦，历时半年。六脉虚弱、舌苔薄白。

诊断：瘀阻胞室，结为血症。

疗法：法宜攻补兼施。

党参四钱 白术五钱 当归三钱 三棱三钱 莪术三钱 煅瓦楞子四钱 黑丑牛二钱 炒灵脂二钱 生蒲黄二钱 鸡内金三钱。

水煎服，服药八剂，烦热减轻、症块略消、食欲好转；仍守原法出入为治。

黄芪六钱 西党参四钱 白术四钱 当归三钱 三棱三钱 莪术三钱 煅瓦楞子四钱 茯苓三钱 炙甘草一钱 鸡内金三钱。

水煎服，服药十剂，症块消失；复予八珍汤加香附三钱、益母草三钱，补虚调元而愈。

自按：此证为血瘀症结，邪势益盛，正气益亏，补之助虐；攻之伤正。采用攻补兼施，补正祛邪为法。

不孕证

患者： 赖×× 女 二十四岁 萍乡人。

症状： 经期错乱、量少色黑、遍体酸痛、腹痛拒按、便后下血。结婚六年，不曾受孕、脉象沉涩、舌苔薄白、盾绛、颜面潮红。

诊断： 水亏火炽，血衰气盛，冲任损伤，肝不敷荣。

疗法： 治以滋水制火，和血抑气法，以加减地骨皮散主之。

党参三钱 柴胡二钱 条黄芩二钱 白芍三钱 丹皮三钱 地骨皮四钱 生地黄三钱 地榆炭二钱 甘草一钱 续断三钱 水煎服。十剂痛止经调，次年即生一子。

自按： 女子不孕，由于月事愆期。而月事愆期，有因肝火抑郁，血衰气盛者，治以滋水制火，抑气和血，故能经调而有子。

不育症

患者： 刘×× 女 三十岁 萍乡人。

症状： 主诉每逢怀孕，经常鼻衄，血出盈碗；咽干口苦、溺热便秘；到七个月时，胎必应期而坠。屡孕不育、舌苔色黄、中呈朱点、脉象九候俱洪大滑实。

诊断：冲任亏损，血有伏热，热盛阴伤，胎难孕育。

疗法：议用清热养血，固摄冲任之法；予四物汤加味主之。

归身三钱　白芍四钱　生地黄八钱　黑山栀三钱　酒黄芩三钱　玄参四钱　麦门冬三钱　桑寄生四钱　侧柏叶三钱　旱莲草三钱　水煎服。连服四剂，衄止、便畅、舌渐回润、脉转缓滑；用加味所以载丸善后。

党参三钱　白术四钱　茯苓三钱　杜仲三钱　桑寄生四钱　菟丝子三钱　大枣五枚　水煎服。服二十剂，诸恙尽却，足月临产。

自按：据巢氏论妇人妊娠："七月始受木精以成骨，手太阴脉养之"。武之望又云，"妇人堕胎在三五七月者居多……三月属心，五月属脾，七月属肺，皆在五脏之脉，阴常易亏，故多坠耳"。此则有习惯性鼻衄，血出而阴益虚，阴虚生热，故症见一派热象。热逼胞宫，胎元不固，故先以养血清热；继投和中补益肝肾，则火不妄动，血以荫胎，自然瓜熟蒂落、足月临产矣。

干血痨

患者：欧×× 女 十六岁 萍乡人。

症状：据代诉，天癸初潮后，即经闭不通，骨蒸肌热、两颧潮红、皮肤甲错、咳嗽唾浓痰、呼吸困难、上气喘急不得卧。病经数月，医历多人。近则形瘦骨立、自汗盗汗、脉象沉细弦数、一息七八至、舌绛无津。

诊断：禀赋怯弱，血枯经闭，郁结为热，热耗其阴，致成痨瘵。幸能略进稀糜，胃气仍未尽败。

疗法：议养阴配阳清金保肺法，以加味大补阴丸主之。

酥龟板一两 生地黄八钱 知母四钱 白薇草三钱 炒黄柏二钱 生淮山药四钱 瓜蒌仁三钱 鸡内金三钱 水煎服。

服药十六剂，病无进退；守原方加味治之。

酥龟板一两 干地黄八钱 知母四钱 黄柏二钱 白薇草三钱 淮山药四钱 瓜蒌仁三钱 川贝母二钱 青蒿草三钱 地骨皮五钱 银柴胡三钱 水煎服。

服药十剂，热减神清，脉静舌润，食欲增进；但仍咳喘盗汗；再予保肺除蒸法主之。

川贝母三钱 紫苑三钱 白芍三钱 白前三钱 银柴胡二钱 地骨皮五钱 冬虫夏草二钱 桑白皮三钱 甘草一钱 水

煎服。

连服二十剂，潮热已退、咳喘减轻；仍守原意图治。

当归四钱 白芍三钱 生地黄六钱 川贝母二钱 紫菀三钱 桑白皮三钱 地骨皮三钱 川芎二钱 白前二钱 百部二钱 煅牡蛎一两 水煎服。服药十剂各证已愈；但仍咳嗽不止；复予培土生金法治之。

沙参六钱 淮山药四钱 茯苓四钱 当归三钱 款冬花二钱 苏子三钱 炙甘草二钱 白菓二钱 水煎服。服药十剂，诸证已罢，精神恢复；改投气血双补，以八珍丸加味为丸善后，半料经通；全料服完，竟壮健肥胖矣。

党参四两 白术二钱 茯神三两 当归三两 干地黄三两 杭白芍二两 川芎一钱 鸡血藤胶三两 益母草胶三两 炙甘草二两。

二十四剂合为一料，共研细末，炼蜜为丸，日服二次，每次五钱。

自按：此证由于液竭阴亏，水涸金燥，肺肾俱虚，天水不交，故自始至终，着重保肺清金，滋阴补肾，历时五阅月而愈。

四一、儿科杂证门

刚痉

（一）

患者：钟×× 男 九岁 萍乡人。

症状：壮热无汗、烦渴气促、头痛、项背反张、两手挛急、两足屈而不伸、大便闭结、脉象浮弦而数、舌苔黄、舌质赤。

诊断：风火相乘、灼伤脉络。

疗法：拟予柔润息风之法。

玉竹五钱 秦艽二钱 白芍三钱 知母二钱 括蒌根三钱 钩藤三钱 天竺黄三钱 水煎服。

六剂而愈。

自按：经云，“诸风掉眩、皆属于肝”。肝为刚脏，非柔莫克；风为阳邪，非阴不济。柔润息风、是为正治。

（二）

患者：邹×× 女 三岁 萍乡人。

症状：一九三七年夏初，壮热无汗、咳嗽气促、口渴心烦、摇头咬人、双目直视、神志昏迷、角弓反张、小便短赤、指纹浮粗深紫，透入命关。舌苔黄厚。

诊断：风寒在表，误补气壅，化热灼阴，脉络受损。

疗法：主以泻热救津法，予加味人参白虎汤主之：

生石膏五钱　知母二钱　甘草一钱　粳米三钱　天竺黄二钱　川贝母钱半　西洋参钱半　葛根二钱　水煎服；另安宫牛黄丸一粒化服。

连服两剂，热退汗出，神清渴止；改投养阴和络善后。

生地三钱　白芍二钱　忍冬藤二钱　橘络钱半　川贝母钱半　甘草一钱　桑叶钱半　水煎服。

自按：表邪未尽，误投温补，如火添油，势成燎原。

柔痉

患者：丁××　男　半岁　萍乡人。

症状：一九三一年初夏，身热、汗出、口渴、目斜、项强、角弓反张、手足搐搦、指尖发冷、指纹浮紫、舌苔薄黄。

诊断：伤湿兼风，袭入太阳卫分，表虚液竭，筋脉失荣。

疗法：拟用调和阴阳、滋养营液法，以括蒌桂枝汤主之。

括蒌根二钱 桂枝一钱 白芍一钱 甘草八分 生姜二片 红枣二枚 水煎服。

三剂各证减轻；改投：

当归一钱 生地黄二钱 白芍二钱 括蒌根二钱 川贝母一钱 秦艽一钱 忍冬藤二钱 水煎服。

四剂而愈。

自按：风湿化热，血液被灼、筋脉失荣、成为柔痉。桂枝汤外证得之可以解肌和营卫；内证得之可以补虚调阴阳。佐以括蒌根之生津，所以取效迅速。

慢脾风

患者：辛 × × 男 一岁 万载人。

症状：一九四八年春初患外感，乃父自投表散，吐利交作。越二三日，手足抽掣、不乳不啼、角弓反张、神志昏迷、自汗肢厥、关纹淡红隐隐、舌苔薄白、颜面苍白、目睛不转，鱼口不合。

诊断：脾土素亏，体质孱弱，先以发散疏其表；后以吐泻虚其里。阴阳俱败、脾胃两伤；土败木贼、虚风内动。

疗法：先用六月乌豆（黑大豆）一合，大枣十枚，煎汤一茶杯，乘温频频灌服。翌晨起视，竟已目珠灵活，庆有转机；为处五味异功散加味主之。

条参四钱　白术二钱　茯苓二钱　陈皮一钱　当归二钱　白芍二钱　钩藤三钱　炙甘草一钱　莲肉十粒　水煎服。

自按：乌豆补肾、大枣益脾、乃一时权宜之计，竟获起死回生之效。单方药少力专，不可忽视。

遗尿

（一）肾虚遗尿

患者：舒××　男　十岁　萍乡人。

症状：经常夜尿，衣褥尽湿。口渴喜饮、肌肉羸瘦、脉象虚弱、舌净苔少。

诊断：此乃肺肾气虚，膀胱不约而为遗尿。

疗法：主以补肾益气法，用固脬丸和桑螵蛸散加减治之。

党参三钱 淮山药四钱 茯苓二钱 菟丝子三钱 远志一钱 桑螵蛸三钱 覆盆子三钱 鸡肫皮二钱 煅龙骨四钱 山萸肉三钱 水煎服。

十剂而愈。

自按：肺肾俱虚，则膀胱不约，以致津不上腾，小便自遗。方用补气固肾之品，使其蓄藏得令，故能取此疗效。

（二）孵热遗尿

患者：魏×× 男 六岁 萍乡人。

症状：一九三八年仲秋，其母携来就诊。代诉经常尿床，几无虚夜，屡治无功。口渴唇红、脉象沉数。

诊断：小儿纯阳之体、心火下移小肠，热伏膀胱，以致失司。

疗法：议用清热坚阴法，以沈氏秘泉丸加减治之。

白芍三钱 栀仁二钱 益智一钱 生地三钱 黄柏一钱 茯苓二钱 水煎服。六剂而愈。

自按：肾司二便与膀胱互为表里，小儿质禀纯阳，热迫膀胱，则导致遗尿。方用寒以清热，苦以坚肾，取益智之辛温以反佐，故能收效。

疳积

（一）

患者：胡×× 男 五岁 萍乡人。

症状：一九五一年春，患腹部胀硬、青筋暴露、面黄肌瘦、纳少神疲、便泻无度、眼生云翳、脉象弦软、指纹淡红、舌苔白薄。

诊断：饮食不节，脾运失司，木乘土位，清气不升。

疗法：主以理脾和肝，消积导滞之法。

条参三钱 白术二钱 云苓二钱 槟榔钱半 腹皮钱半 鸡内金三钱 夜明砂二钱 神曲二钱 炙甘草七分 车前仁钱半 水煎服。

连服十剂、颇获效机；后以扁豆、山药、芡实、楂炭、谷芽加减、又二十剂痊愈。

自按：婴儿疳证、皆由饮食不节、脾胃受伤、健运失司、化源不振、土虚木乘所致。当以理脾和肝，导滞消积为第一义。

（二）

患者：段×× 女 二岁 萍乡人。

症状：一九五四年孟夏，发热烦渴、腹部胀满、青筋外露、口角生疮、消化不良、大便甚臭、脉象沉弦、指纹青紫、舌苔干燥微黄。

诊断：饮食不节，脾失健运，积滞生热，因热成疳。

疗法：予以清热消疳法主治。

炒白术二钱 炒莲肉二钱 炒山药三钱 厚补钱半 使君肉七粒 山楂炭二钱 炒黄连一钱 广木香五分 青皮一钱 炒枳壳八分 青蒿梗钱半 水煎服。

六剂，腑浊已行，热退胀减；改投枳实消痞丸，以补虚、运脾、清热、散满为法。

条参三钱 白术二钱 茯苓二钱 枳实一钱 麦芽三钱 神曲二钱 黄连七分 干姜三分 厚朴一钱 水煎服。

四剂，各证俱退；复予异功散善后。

条参三钱 白术二钱 茯苓二钱 广皮一钱 炙甘草八分 谷芽三钱 大枣三枚 水煎服。十剂痊愈。

自按：疳证，由脾运失司、伤食成积，因积生热，因热生疳。法宜补虚建中，清热消疳、所谓治病必求其本也。

麻疹

（一）麻后喘咳

患者：谢×× 男 二岁 萍乡人。

症状：麻后潮热、咳嗽气喘、泪黏结眵、乳食不纳、腹中胀满、指纹深红、舌苔黄腻。

诊断：麻后喘咳，乃肺家清肃之令不行。

疗法：主以清热宣肺为法，予清咽滋肺汤加减治之。

玄参二钱 牛子钱半 玉竹三钱 川贝母钱半 花粉二钱 麦门冬钱半 荆芥一钱 桑皮二钱 地骨皮二钱 马兜铃五分 楂炭二钱 水煎服。

四剂，热退咳减；仍以原方化裁继进。

玉竹三钱 川贝母钱半 桑白皮二钱 地骨皮钱半 牛子钱半 括蒌皮钱半 马兜铃五分 谷芽二钱 水煎服。四剂而愈。

自按：麻疹咳嗽，本为佳象，以肺主皮毛，咳则毛窍开而疹易透。但麻后喘咳，易生变端。当以清热宣肺，毒邪得以速解。

麻后风水

患者: 沈×× 男 三岁 萍乡人。

症状: 一九五四年仲春,麻后颜面浮肿、咳逆喘急、小便不利、指纹浮青、舌苔薄白。

诊断: 麻后肺虚,易感风邪,风挟水气,渗溢皮肤,是为风水。

疗法: 主以清降肺气法,予加减千金麦门冬汤治之。

麦门冬二钱 紫菀一钱 茯苓皮四钱 法半夏钱半 桔梗钱半 桑白皮二钱 木通钱半 白茅根五钱 麻黄六分 水煎服。

三剂好转、六剂痊愈。

自按: 肺主气,为水之上源。肺气不宣,则水气不化;清肃肺气,则水气通行;肺气得降,则喘咳自止;小水通利,则浮肿自消。

烦热不眠

患者: 赖×× 男 一岁 萍乡人。

症状: 一九五四年仲夏,烦躁不眠、鼻孔干燥、口舌生疮、小便呈深黄色、指纹沉紫、舌质深绛、苔色薄黄。

诊断： 婴儿缺乳，日哺干饭，积滞生热，热极生烦，烦热相搏，长夜不眠。

疗法： 主以清心泻热、佐以消积和中之法，予加味导赤散治之。

生地二钱 钗斛二钱 竹叶一钱 连翘钱半 栀仁一钱 木通一钱 茯神二钱 谷芽二钱 麦芽二钱 益元散五钱 长灯芯一束 水煎服。四剂而愈。

自按： 婴儿稚阳之体，最易动阳生热，热扰神明，故烦躁不眠。

口糜

患者： 胡×× 女 三岁 萍乡人。

症状： 一九五一年夏月，壮热烦渴，口腔溃烂，大便结、小便黄、脉洪数、苔黄厚，口作臭气。

诊断： 胃热熏蒸、心火上炎。

疗法： 主以清胃降火法，予玉女煎合凉膈散治之。

生地黄三钱 麦门冬二钱 知母钱半 连翘钱半 栀仁一钱 竹叶一钱 熟军一钱 牛膝钱半 生石膏五钱 水煎服。

二剂，热退渴止、大便通利；仿甘露饮意再进。

生地黄三钱 天门冬钱半 麦门冬钱半 钗石斛钱半 枇杷叶一钱 茵陈蒿二钱 甘草一钱 水煎服，四剂而愈。

自按： 火性炎上，可以苦寒直折，然必须以水济之，甘寒之品滋降之，此为治火正法。

蚘厥

患者： 彭 × × 男 十四岁 萍乡人。

症状： 呕吐涎沫、渴喜热饮、四肢厥冷、腹中搅痛、叫号不已，需人以热手重按稍安。脉象浮弦、舌苔白腻。

诊断： 脾阳虚惫，蚘虫动扰。

疗法： 主以温脾安蚘法，予椒梅理中汤治之。

附片三钱 党参三钱 白术三钱 泡姜一钱 川椒二钱 乌梅二钱 谷芽四钱 炙甘草一钱 水煎服。

连服三剂、呕吐均已、厥止阳回。

自按： 蚘虫遇苦则伏，得酸则安，采用温运合苦酸之法，虽得渐安，仍当驱杀，是为根本治法。

行迟

患者：周×× 男 四岁 萍乡人。

症状：年逾四岁，尚双脚痿软，不能站立行走。指纹、脉象俱呈微细，舌淡苔少。

诊断：先天不足，后天失调，脾肾两亏，筋骨痿软。

疗法：主以脾肾双补法，予四君子汤合六味地黄丸治之。

党参三钱 白术二钱 淮山药四钱 茯苓二钱 熟地黄四钱 山萸肉一钱 丹皮一钱半 泽泻一钱 炙甘草一钱 水煎；另以鹿茸粉六分（作两次送服）。连服四十剂，渐能步履。

自按：先天之精髓不足，有赖后天营养为之补充。而草木无情，必借血肉灵异之品助其生长；鹿茸禀纯阳之性，含生发之气，为峻补督肾要药，故能收效。